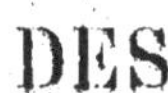

DES HÉMORRHAGIES CONSÉCUTIVES A L'EXTRACTION DES DENTS

PAR RENÉ ROSENTHAL
DOCTEUR EN MÉDECINE

NANCY
IMPRIMERIE BERGER-LEVRAULT ET Cie
18, rue des Glacis
—
1896

DES

HÉMORRHAGIES

CONSÉCUTIVES

À L'EXTRACTION DES DENTS

DES
HÉMORRHAGIES
CONSÉCUTIVES
A L'EXTRACTION DES DENTS

PAR RENÉ ROSENTHAL

DOCTEUR EN MÉDECINE

NANCY

IMPRIMERIE BERGER-LEVRAULT ET Cie

18, rue des Glacis

1896

Des Hémorrhagies

CONSÉCUTIVES

A L'EXTRACTION DES DENTS

CHAPITRE PREMIER

Historique

Comme toute opération pratiquée sur une partie quelconque du corps humain, l'extraction des dents s'accompagne toujours d'une déchirure vasculaire et partant d'un écoulement de sang. Mais cette hémorrhagie est en général insignifiante, ou cesse très rapidement, soit spontanément, soit après l'emploi d'un des agents hémostatiques habituels. Parfois cependant, assez souvent même, l'hémorrhagie qui suit l'extraction d'une dent est assez abondante pour constituer une complication sérieuse, dont la gravité est en rapport soit avec l'abondance même de l'écoulement, soit avec sa durée. Il se peut que l'hémorrhagie résiste à tous les moyens qui devraient l'arrêter et les cas de mort après une simple extraction de dent ne manquent pas dans les annales de la science.

C'est sans doute par crainte de cette hémorrhagie, parfois si redoutable, que les Anciens évitaient de pratiquer l'extraction des dents sans nécessité absolue, et si nous en croyons Dujardin[1], Eristrate conseillait de n'extraire les dents que quand elles étaient vacillantes et qu'on pouvait les enlever sans grands efforts. Pour les Anciens, l'extraction des dents s'accompagnait très souvent de fracture alvéolaire, et c'est à la fracture qu'ils imputaient l'hémorrhagie abondante qu'on observait dans certains cas. Suivant Éristrate, on pouvait voir dans le temple d'Apollon, à Delphes, un instrument en plomb, destiné à sortir les dents, ce qui indique bien que les dents qu'on opérait ne devaient pas être d'une extraction bien laborieuse.

Suivant Magitot[2] on trouve déjà dans les écrits d'Héraclide et d'Hérophile des observations d'extractions dentaires ayant occasionné la mort.

Jusqu'au XVIIIe siècle, nous ne trouverons pas de travail d'ensemble fait sur la question qui nous occupe, mais des observations isolées d'hémorrhagies plus ou moins graves.

C'est ainsi que nous rencontrons une observation d'hémorrhagie mortelle après extraction d'une dent, en 1553, par Cardanus[3], une autre observation d'extraction également suivie de mort par Plater[4], en 1559. En 1573 nouveau cas d'hémorrhagie par Valleriola[5].

En 1622, Gilles[6] publie, lui aussi, un cas d'hémorrhagie mortelle consécutive à l'extraction d'une dent.

En 1757, Foucon[7] lit à l'Académie royale de chirurgie

1. Dujardin, *Hist. de la chirurgie.* 1774, t. I, p. 323.
2. Magitot, *Traité de la carie dentaire.* 1867, p. 5.
3. Cardanus, *De causis et signis morborum.* 1533, p. 153.
4. Plater, 1559, lib. 4, obs. XXXV.
5. Valleriola, *Obs. medic. Lugd.* 1573, t. V, obs. III.
6. A. Gilles. Paris, 1622, in-12, p. 12.
7. Mém. Acad. royale de chirurgie. 1757, III, 27.

la description d'un appareil destiné à combattre l'hémorrhagie alvéolaire.

La même année, Belloc[1], dans une note lue à l'Académie royale de chirurgie sur les diverses hémorrhagies et leur traitement, insiste sur la gravité de l'écoulement qui suit parfois l'extraction des dents et parle d'un cas de mort survenu en 1754. Il communique deux observations dans lesquelles la compression méthodique ayant échoué, il fit usage de la cire molle, qui réussit à produire l'hémostase.

En 1771, Hunter[2] publie un *Traité des dents* qui, en 1839, fut traduit en français. Dans ce traité, l'auteur ne parle guère que du traitement des hémorrhagies qui suivent l'extraction des dents. Il indique l'utilité de la cire molle et de la compression.

Il conseille de bourrer l'alvéole de charpie sèche ou imbibée de térébenthine et d'appliquer par-dessus une petite compresse et un « compresseur ayant plus de hauteur que les dents adjacentes ». En faisant fermer la bouche, la mâchoire opposée à celle qui portait la dent extraite, exerce alors sur l'appareil une compression favorable à l'hémostase.

En 1775, Lecourtois publie dans son livre[3] une observation d'hémorrhagie mortelle après extraction d'une dent à un scorbutique.

En 1778, Willich[4] fait connaître un cas d'hémorrhagie périodique à la suite d'extraction.

---

1. Mém. de l'Acad. royale de chirurgie. 1857, t. III, p. 600.
2. Hunter, *Traité des dents*, t. II.
3. Lecourtois, *le Dentiste observateur*. Paris, 1775, p. 289.
4. Willich, *N. acta Acad. nat. curios.* Nuremberg, 1778, VI, p. 253.

La même année, Jourdain[1] fait l'histoire des hémorrhagies alvéolaires avec plusieurs observations dont quelques-unes personnelles. Il insiste sur les hémorrhagies qui se font plusieurs jours après l'extraction d'une dent. Il montre, par l'observation d'un cas où l'on fit vainement sept applications de cautère actuel, que ce traitement est loin d'égaler, comme agent hémostatique, le tamponnement et la compression.

Fauchard[2] n'insiste guère que sur le traitement, et surtout sur la médication styptique. Il conseille la compression, mais sans indiquer aucun instrument spécial.

Bourdet[3] publie trois observations personnelles avec guérison et emprunte à Anel un cas d'hémorrhagie mortelle consécutive à l'extraction d'une dent.

En 1802, Duval[4] publie un *Traité des accidents de l'extraction des dents*. Pour lui, l'hémorrhagie est le plus souvent une conséquence d'un vice opératoire ou d'une faute thérapeutique. Il insiste sur la nécessité de débarrasser l'alvéole des corps étrangers qu'elle renferme avant de pratiquer le tamponnement. Celui-ci doit être complété par une compression graduée, et comme moyen de compression il indique un morceau de liège placé méthodiquement entre les dents. Au point de vue prophylactique, il note que les hémorrhagies arrivent surtout chez les personnes sanguines, sujettes aux congestions céphaliques.

Il signale aussi le scorbut comme facteur étiologique et rapporte sommairement, entre autres observations,

---

1. Jourdain, *Maladies de la bouche*. 1778, t. II, p. 695.
2. Fauchard, *le Chirurgien dentiste*. 1786, t. II, p. 194.
3. Bourdet, *Recherches et observat*. 1786, t. II, p. 162.
4. Duval, *Accidents de l'extraction des dents*. 1802, p. 49.

celle d'un scorbutique chez lequel l'extraction a été suivie d'une hémorrhagie mortelle.

Pour Laforgue[1], qui ne cite d'ailleurs aucune observation à l'appui de son opinion, les hémorrhagies graves ne se produisent jamais chez les sujets sains et bien constitués; elles sont au contraire fréquentes chez les sujets mols et scorbutiques.

En 1803 paraît un travail d'Andrée, intitulé: « *De quibusdam oris hæmorrhagiis, dentium præsertim extractionem insequentibus, scriptiuncula.* »

Tenon, dans son ouvrage paru en 1816[2], rapporte un cas d'hémorrhagie survenue à la suite d'une extraction en 1772 et décrit l'appareil dont il s'est servi pour arrêter l'écoulement du sang. Il s'agit d'un tube en liège, faisant compression sur un tampon de cire molle et de charpie recouvert de compresses, au moyen des arcades dentaires rapprochées et maintenues par des tours de bande. Ceux-ci étaient fixés à une broche en fer qui traversait le morceau de liège et s'avançait vers la joue par la commissure des lèvres.

La même année parut dans le *Journal universel des sciences médicales*[3] une observation, extraite de *the Monthly gaz. of health* de Londres, d'un cas d'extraction suivie d'une hémorrhagie grave ayant nécessité la ligature de la carotide. L'opération fut suivie de mort. L'année suivante, Blagden[4] communiqua un cas identique: extraction d'une dent, hémorrhagie incoercible, ligature de la carotide, mort.

---

1. Laforgue, *l'Art du dentiste*, Paris, 1803, p. 124 et 214.
2. *Mémoires et observations sur l'anatomie*, etc. Paris, 1816, p. 270.
3. 1816, n° 11, p. 852.
4. *London Med.-Chirurg. Tr.* 1817, VIII, p. 224.

Un nouveau cas de mort est publié en 1826 par Davis[1]. Il s'agissait d'un hémophile.

Léonard Kœker[2], la même année, écrit que la façon dont on procède à l'extraction influe nécessairement sur la gravité des hémorrhagies. Mais c'est surtout dans le traitement employé pour arrêter une perte de sang parfois peu importante qu'il voit la cause de la gravité de certaines hémorrhagies. Pour lui, les substances introduites dans l'alvéole pour amener la formation du caillot hémostatique ne constituent en tout cas qu'une barrière momentanée. Au bout de très peu de temps, l'hémorrhagie reparaît avec une violence d'autant plus grande que le médicament employé est plus irritant. Selon Kœker ce sont surtout les agents caustiques et le fer rouge qui exercent cette action nocive et il recommande d'avoir recours à l'eau très chaude et à la compression.

En 1844, Toirac[3] lit à la Société du Temple, dans sa séance du 4 juin, une note sur les hémorrhagies alvéolaires et leur traitement.

Gueneau de Mussy, en 1850, communique une note semblable à la Société médicale du 10e arrondissement de Paris.

Mais il faut arriver jusqu'au travail de Delestre[4] pour trouver un exposé complet de la question, telle qu'elle se présentait à cette date. Le travail de Delestre est une excellente étude des accidents qui accompagnent ou suivent l'extraction des dents. L'auteur rapporte des observations intéressantes d'hémorrhagies. Le premier il men-

1. *Edimb. Med. a. S. J.* 1826, avril, 292.
2. Léonard Kœker, *Principles of dental Surgery*. London, 1826, p. 308.
3. *Gazette des hôpitaux*. 1844, p. 348.
4. *Des accidents causés par l'extraction des dents*. Paris, 1870.

tionne l'hémophilie et attribue à cette disposition la plupart des observations d'hémorrhagies observées à la suite de l'extraction des dents. On trouve dans le travail de Delestre une étude assez complète du traitement des hémorrhagies alvéolaires.

Après Delestre, les hémorrhagies consécutives à l'extraction des dents ont fait l'objet de nombreux travaux. Nous ne mentionnerons pas les observations isolées qui ont été publiées pas plus que les différents traités de l'art dentaire dans lesquels un chapitre a été consacré à ce sujet, tels que le traité de Harris[1] et celui de Tomes[2]; mais nous devons une mention spéciale à plusieurs mémoires ou thèses consacrés à l'étude des hémorrhagies consécutives à l'extraction dentaire. En 1873 dans les *Archives générales de médecine*[3], en 1883 dans le *Progrès dentaire*[4] le docteur Moreau-Marmont publie un mémoire important sur l'hémorrhagie consécutive à l'extraction des dents. L'auteur y fait l'historique de la question et nous avouons n'avoir eu que fort peu à ajouter sur ce point. Au point de vue étiologique, en dehors de la part peut-être exagérée faite dans ce travail à l'hémophilie, le docteur Moreau-Marmont nous paraît avoir été un peu trop bref et nous ne pouvons souscrire à l'avis de l'auteur quand, à propos des délabrements de la gencive et des fractures alvéolaires, il écrit : « Nous ne croyons pas que ces fractures et déchirures aient une grande part dans la gravité de l'hémorrhagie. Tout au plus pourrait-on leur attribuer une légère augmentation de l'écoulement. » On

1. *The principles and practice of Dentistry*. Philadelphie, 1874.
2. *Traité de chirurgie dentaire*. Traduction par Darin. Paris, 1873.
3. Pages 11, 149, 326.
4. *Progrès dentaire*. 1883, X, pages 233, 279, 321, 337.

verra plus loin que nous sommes d'un avis tout à fait opposé.

En 1876, Luigi soutient à la Faculté de Paris une thèse intitulée : *Contribution à l'histoire de l'hémorrhagie consécutive à l'extraction des dents.* Ce travail, visiblement inspiré par le professeur Verneuil, a été, dans ses parties essentielles, reproduit dans le sixième volume[1] des *Mémoires de chirurgie* du regretté professeur. Nous aurons à y faire de larges emprunts.

La même année, Guénard[2] soutient sa thèse sur le même sujet et il y revient en 1883[3] dans le *Journal de médecine* de Bordeaux.

Enfin, en 1879, à propos d'une observation de M. le docteur Hémard, que nous reproduisons plus loin, les hémorrhagies provoquées par l'avulsion des dents font l'objet, à la Société de chirurgie[4], d'une discussion sur laquelle nous aurons à revenir.

---

1. *Blessure des vaisseaux sanguins.* Masson, 1895.
2. Guénard, *Des Hémorrhagies alvéolaires à la suite d'extraction des dents.* Thèse. Paris, 1876.
3. Idem. *Contribution au traitement des hémorrhagies consécutives à l'extraction des dents. Journal de médecine de Bordeaux,* 1881-1882, XI, 429, 442.
4. *Bulletins et mémoires de la Société de chirurgie.* 1879, V. 406-8.

CHAPITRE II

Étiologie

(HÉMORRHAGIES DE CAUSES DIATHÉSIQUES)

L'hémorrhagie (nous ne comprenons naturellement sous cette dénomination que la perte de sang assez abondante ou assez prolongée pour exiger un traitement spécial) est l'accident qui suit le plus fréquemment l'avulsion des dents. On comprendra facilement qu'il nous est impossible d'évaluer par des chiffres le degré de fréquence de cette complication. Tout dentiste en a observé un certain nombre et il n'est pas de médecin ou chirurgien qui n'ait eu l'occasion, dans le cours de sa carrière, d'intervenir pour quelque cas d'hémorrhagie alvéolaire. Nous devons même noter que c'est au médecin bien plus qu'au dentiste que les malades s'adressent dans les cas un peu sérieux.

L'hémorrhagie peut survenir à la suite de l'extraction d'une dent quelconque. Ni le siège de l'organe, ni l'âge du sujet ne paraissent jouer un rôle important et M. Magitot[1] a pu publier un cas de mort à la suite d'une hémorrhagie consécutive à l'ablation des deux incisives supérieures chez un nouveau-né. Bien mieux, on a observé

1. *Gazette des hôpitaux*, 1876, 4 et 9 mai.

des hémorrhagies graves à la suite de la chute spontanée des dents et M. le docteur Rosenthal, notre père, a reproduit dans sa thèse[1] l'histoire d'un malade que le docteur Léon Labbé a présenté le 22 avril 1868 à la Société de chirurgie. Il s'agissait d'un syphilitique atteint de résorption progressive des arcades alvéolaires, dont les dents tombaient l'une après l'autre spontanément et sans douleur. Au moment de la chute d'une des molaires, le malade dit avoir perdu environ deux litres de sang. En faisant la part de l'exagération fréquente en pareil cas, il n'en reste pas moins certain que chez cet homme la chute spontanée d'une dent s'est accompagnée d'une hémorrhagie sérieuse.

Si nous avons cité le cas précédent c'est que d'abord il est assez insolite, mais surtout pour montrer par un exemple typique que le traumatisme exercé par l'opérateur qui extrait une dent, s'il est bien le facteur étiologique primordial de l'hémorrhagie, n'en est pas toujours la cause unique. Nous verrons dans le chapitre suivant, en traitant de l'anatomie pathologique et de la pathogénie de certaines hémorrhagies alvéolaires, que si, comme nous l'avons dit tout à l'heure avec M. Magitot, l'avulsion de toute dent peut s'accompagner d'hémorrhagie grave, il y a cependant à tenir compte, pour la fréquence et la gravité de l'accident, du siège, du volume et de la conformation de la dent, et bien que sur ce point aussi nous ne puissions apporter des chiffres précis, nous pouvons avancer, sans crainte de démenti, que l'extraction d'une dent volumineuse, d'une dent à racines anormales, des molaires inférieures et notamment de la deuxième molaire

1. *Des altérations secondaires de l'appareil dentaire.* Thèse, Nancy, 1890.

inférieure entraîne des hémorrhagies beaucoup plus souvent que l'extraction de toute autre dent. Les quelques observations contenues dans ce travail, personnelles ou non, pourront déjà en témoigner et nous donnerons dans le chapitre suivant l'explication à l'appui de notre assertion.

Nous croyons bien faire en divisant dans notre travail les hémorrhagies consécutives à l'avulsion des dents en deux catégories que, pour la clarté, nous désignerons sous les noms d'hémorrhagies médicales et d'hémorrhagies chirurgicales. Nous appliquerons le mot médical aux cas qui ne s'accompagnent pas d'un traumatisme sérieux, réservant le mot chirurgical pour les cas où l'hémorrhagie est consécutive moins à l'extraction proprement dite qu'aux fractures et aux lésions concomitantes. Nous n'ignorons pas que c'est là une distinction un peu arbitraire; toute avulsion de dent constitue un traumatisme opératoire et le mot médical est impropre. Mais on sera peut-être plus indulgent à notre manière de voir si l'on veut bien réfléchir que si certaines hémorrhagies s'expliquent naturellement par le traumatisme qui les a précédées, il en est d'autres qui reconnaissent plutôt une cause générale, un état morbide particulier du sujet. Réservant donc pour plus tard l'étude des lésions locales responsables de l'hémorrhagie, nous examinerons dans ce chapitre les causes d'ordre général de nature pathologique qui produisent l'hémorrhagie.

Peut-on donner le nom d'état pathologique à cette disposition aux hémorrhagies appelée l'*hémophilie?* On sait que par hémophilie on désigne une diathèse hémorrhagique congénitale qui se traduit par l'opiniâtreté des pertes de sang causées par les traumatismes et par une grande tendance à des pertes spontanées. Quelle est la nature de cette diathèse connue depuis fort longtemps ? Gavoy, dans sa thèse[1] sur l'hémophilie l'explique par la présence dans le sang d'une proportion plus grande de sels alcalins, qui le rendraient plus fluide.

Magnus Huss[2] admet la théorie du spasme des capillaires mise en avant par Pètzuis; Schütz[3] attribue l'hémophilie à une disposition des artères trop étroites pour la quantité de sang qu'elles doivent renfermer.

Un grand nombre d'auteurs admettent qu'il existe chez les hémophiles une altération primitive du liquide sanguin, mais jamais personne n'a pu démontrer cette altération. Le professeur Jaccoud, dans son *Traité de pathologie interne*[4], attribue l'hémophilie à une altération morbide des capillaires.

Grandidier[5] admet une lésion du système artériel avec une altération fonctionnelle du système vaso-moteur.

Pour le docteur Moreau-Marmont, il s'agirait d'une lésion organique du système artériel, héréditaire ou congénitale. « Cette altération porterait particulièrement sur la tunique moyenne des artères, soit que celle-ci fût mince, transparente et même nulle dans certains points, soit que les parties atrophiées fussent remplacées par des plaques graisseuses, suivant en cela la loi générale des organes atrophiés. Dans l'un et l'autre cas, sans même faire intervenir la paralysie, on peut concevoir le défaut de contractilité des vaisseaux, dû à l'insuffisance de la couche musculaire. »

---

1. Strasbourg, 1861.
2. *Arch. gén. de médecine*, 1857, vol. II, 5e série, t. X, p. 165.
3. *Die Lehre von der Constitution*. Berlin, 1872.
4. 1871, page 13.
5. *Die Hemophilie oder die Bluterkrankung*. Leipzig, 1855.

Quoi qu'il en soit de ces explications théoriques, un fait est certain, c'est qu'il existe des individus chez lesquels le moindre traumatisme est suivi d'une hémorrhagie grave; c'est que souvent plusieurs personnes contemporaines ou ascendantes d'une même famille sont affligées de cette disposition aux hémorrhagies. On a décrit les signes auxquels on pourrait reconnaître les individus porteurs de cette dangereuse disposition et voici le tableau qu'en fait le docteur Moreau-Marmont :

« *Signes objectifs :* Les individus sont maigres et appartiennent ordinairement au sexe masculin. La peau est fine et décolorée. Les sclérotiques sont translucides. Une sorte d'embonpoint peut cependant en imposer quelquefois et donner au sujet l'apparence de la force et de la santé, mais le système musculaire est flasque et peu développé, les mouvements sont lents et pénibles et toutes les fonctions sont peu actives. En un mot, il y a une sorte d'apathie générale. Enfin, on peut rencontrer des ecchymoses et des sugillations sur la peau, aux endroits les plus exposés aux chocs.

« *Signes subjectifs :* Si l'on questionne ces individus, on apprend que, depuis leur enfance, ils sont sujets à de fréquentes hémorrhagies par les muqueuses; que la moindre écorchure provoque d'abondants écoulements de sang, difficiles à arrêter; que la plus petite contusion produit une ecchymose; qu'ils sont également sujets à des douleurs articulaires parfois très vives, augmentant par la pression et le mouvement et se compliquant de gonflement. »

On voit combien ce tableau est vague et qu'il est difficile, en présence d'un individu, de dépister l'hémophilie. Le fait est regrettable car si ce diagnostic pouvait être fait, les hémorrhagies consécutives aux extractions seraient peut-être plus rares.

Grandidier, dans son travail, a pu découvrir douze cas de mort par hémorrhagie après extraction de dents chez des hémophiles et les faits se multiplient sans cesse.

A la Société d'odontologie, dans sa séance du 10 avril 1888, Heidé[1] a communiqué l'observation d'une fillette de 9 ans chez laquelle l'extraction d'une dent de lait a été suivie d'une hémorrhagie abondante qui a duré 3 jours. Le grand-père de l'enfant était hémophile.

Voici deux nouvelles observations d'hémorrhagies graves chez des hémophiles.

Hémorrhagie à la suite de l'extraction d'une dent chez un hémophile. Transfusion par le Dr Jouon[2].

FRÈRE MORT APRÈS L'EXTRACTION D'UNE DENT

T..., soldat du 14e de ligne, entre le 14 mars 1881 à l'Hôtel-Dieu pour une plaie de la cuisse.

Le 10 mai, l'interne lui enlève une deuxième molaire cariée. Il se fait une hémorrhagie qui dure toute la nuit. On recueille toute une cuvette pleine d'un sang qui ne se coagule pas. Le 11 mai, l'hémorrhagie continue, malgré l'application de tampons imbibés d'une solution de perchlorure de fer. Le 12 mai, l'hémorrhagie persistant, on fait une cautérisation avec un instrument fait exprès pour pénétrer dans l'alvéole. On n'obtient aucun résultat. On introduit alors dans l'alvéole une éponge préparée, on applique au malade un bandage destiné à rapprocher les mâchoires. En même temps, on fait une injection sous-cutanée de dix centigrammes d'ergotine.

Le 13 et le 14, le malade ne perd plus. On continue les injections d'ergotine. Le 15, le malade ne peut plus supporter le bandage et la plaie suppure. On enlève le bandage et aussitôt l'hé-

1. *Odontologie*. 1883.
2. *Gazette médicale de Nantes*. 1882.

morrhagie réapparaît. Il s'est formé une nécrose de la gencive, ce qui augmente encore l'étendue de la surface saignante. On applique à nouveau un tampon imbibé de perchlorure et on administre de la glace.

Jusqu'au 19 l'hémorrhagie continue malgré tout.

Le 20 mai, à 8 heures du matin, on constate que le pouls est filiforme, le malade est faible et à tout instant menacé de syncope. On lui fait, dans la veine céphalique droite, une transfusion de 200 grammes de sang pur. Dans la journée, l'hémorrhagie continue.

Le 21 mai, on fait une nouvelle transfusion, au cours de laquelle le malade est pris subitement de syncope avec dilatation des pupilles, convulsions des yeux, arrêt de la respiration et du pouls. On arrête l'opération et on fustige le malade vigoureusement ; il revient à lui. Cet accident peut être attribué à un petit caillot qu'on aurait poussé dans la veine.

A la suite de cette deuxième transfusion l'hémorrhagie ne reparaît plus et la guérison définitive se fait peu à peu.

Hémorrhagie consécutive à l'extraction d'une dent chez un hémophile et ayant nécessité la ligature de la carotide primitive.

OBSERVATION LUE AU NOM DE M. HÉMARD, MÉDECIN A L'HOPITAL MILITAIRE DE VERSAILLES, PAR LE PROFESSEUR FARABŒUF, A LA SOCIÉTÉ DE CHIRURGIE, LE 7 MAI 1879.

Le 30 juin 1878, entrait à l'hôpital un jeune soldat de 19 ans qui s'était fait arracher, la veille, la seconde molaire supérieure gauche. L'hémorrhagie, qui d'abord s'était arrêtée, avait reparu bientôt et continuait sans interruption. Trois ans auparavant une extraction de dent chez le même malade avait été suivie d'une hémorrhagie abondante et prolongée que le fer rouge seul avait pu arrêter le 6e jour. En remontant plus haut encore dans la vie du sujet, on rencontre un autre accident hémorrhagique traumatique et des épistaxis spontanées fréquentes et rebelles. Ce jeune homme, « essentiellement lymphatique », n'a jamais eu de fièvres intermittentes, a toujours habité la France et sa famille n'a pu fournir aucun renseignement indiquant une hémophilie héréditaire.

Du 30 juin au 8 juillet, malgré plusieurs tamponnements de l'alvéole avec de la charpie imbibée d'eau de Pagliari, même de perchlorure de fer, etc., malgré deux cautérisations au fer rouge et toutes les tentatives de compressions faites pour maintenir en place les divers tampons alvéolaires, l'hémorrhagie se reproduit dix fois et met le malade en danger immédiat.

Le 8 juillet, la ligature de la carotide primitive gauche est résolue de l'avis de six consultants et pratiquée par M. Hémard à la partie moyenne pour fuir autant que possible le voisinage des collatérales ; le malade est chloroformisé.

Divers accidents locaux et généraux suivirent l'opération : une fièvre intense et une rétention d'urine qui durèrent plusieurs jours ; des suintements sanguinolents sans gravité dans la bouche, dans la plaie cervicale et à la surface de la pituitaire droite, de véritables hémorrhagies, capillaires il est vrai, mais qui, les 17, 18, 20 et 21 juillet remplissent la plaie cervicale de véritables caillots. Le fil de la ligature tomba de lui-même le treizième jour, le 21 juillet.

Le surlendemain de l'opération il y eut bien, en même temps qu'une fièvre violente, du subdelirium passager, mais à part cela et un peu de pesanteur de tête, aucun accident pouvant être attribué à la ligature elle-même n'a été noté et cette heureuse chance ne peut être attribuée aux quelques minutes pendant lesquelles la compression digitale de la carotide avait été essayée.

A partir du 21 juillet, les hémorrhagies capillaires de la plaie et des fosses nasales perdent de leur importance. La plaie, toujours blafarde, s'améliore lentement.

La convalescence se prononce du 27 au 31 juillet et l'état général, toute perte de sang ayant cessé, s'améliore avec une rapidité surprenante dans la première moitié du mois d'août. Aucun battement n'a reparu dans la temporale ni dans la faciale gauches. La plaie du cou n'était pas encore complètement cicatrisée le 6 octobre, malgré que le malade, réformé et retiré dans son pays (Jussey), se dispose à venir à Paris voir l'exposition et remercier son chirurgien.

Nous pourrions multiplier le nombre des observations d'hémophiles avec hémorrhagies graves consécutives à l'extraction des dents. Mais ce serait allonger inutilement notre travail et nous préférons renvoyer au mémoire de

Moreau (observations X, V, VI, XI, XII), à la thèse de Delestre (pages 47-52) et à celle de Luigi.

Nous tenons cependant à rappeler ici le cas de M. L..., qui nous a été adressé par M. le professeur Spillmann dans le but de lui extraire la deuxième grosse molaire supérieure gauche. M. Spillmann nous avait averti que le père de M. L... était hémophile et que lui-même avait perdu du sang abondamment après une opération insignifiante qui lui avait été faite. Les craintes de M. le professeur Spillmann étaient justifiées car, après l'extraction opérée par notre père, le malade eut une hémorrhagie immédiate durant deux jours, avec récidives fréquentes pendant près d'un mois. Les différents traitements habituels, perchlorure de fer, compression, thermo-cautère n'arrêtaient l'écoulement que momentanément.

A côté de l'hémophilie et présentant avec cette diathèse presque un air de famille il faut citer le *scorbut* et le *purpura.*

Déjà Laforgue, ainsi que nous l'avons dit précédemment, avait affirmé que les hémorrhagies alvéolaires suivant l'avulsion des dents se rencontraient chez les scorbutiques. Voici une observation que nous empruntons au mémoire de Moreau (obs. III) :

Un ouvrier anglais, âgé de trente et un ans, fort bien constitué et ayant toujours joui d'une santé excellente, se fait arracher une dent. Cette opération est suivie d'une hémorrhagie assez inquiétante, qu'on arrête néanmoins par la cautérisation. Quatre ans après, cet homme ayant une dent de sagesse cariée et en souffrant beaucoup se présente chez le docteur Roberts ; celui-ci, ignorant l'hémorrhagie précédente, arrache la dent. Une hémorrhagie très forte a lieu, on emploie inutilement tous les hémostatiques, y compris le fer rouge et la compression. L'hémorrhagie continue tout le jour. Le lendemain, nouvelle compression. A deux reprises, le cautère actuel sur la partie, solution concentrée d'acétate de plomb, solution d'alun. Diminution de la perte de sang, mais elle continue ; on a beau administrer à l'intérieur les pilules alumineuses, le carbonate de fer, la limonade minérale, le quinquina, prendre, cesser et reprendre le fer rouge et la compression avec de l'éponge préparée, l'hémorrhagie cesse pendant quelques heures, pendant une demi-journée, mais elle reparaît ensuite. Le malade est épuisé, exsangue, revient à lui ; enfin, après de pareilles alternatives qui durent vingt-deux jours, le malade meurt par suite des pertes de sang qu'il a subies.

« On sera peut-être étonné, ajoute le Dr Moreau-Marmont, après avoir lu l'observation précédente, de voir le sujet qualifié de scorbutique. Mais nous avons pris connaissance du récit *in extenso*[1] de cette lugubre histoire, récit bien trop long et trop délayé pour le donner ici, mais qui ne laisse aucun doute sur la diathèse scorbutique du sujet. L'extraction avait eu lieu le 29 décembre et nous voyons, à la date du 30, accuser les symptômes que voici : douleurs de la face et des gencives qui se mirent à saigner sur plusieurs points de la bouche. Le bord alvéolaire était dénudé et menaçait de s'exfolier. Le 2 et le 3 janvier, l'état des gencives s'aggrave, surtout autour de la dent extraite, et l'état scorbutique se prononce d'une façon remarquable, au point que les gencives recouvrent presque les dents. A la date du 10, des eschares se détachent au-dessus de plusieurs dents (canines et petites molaires supérieures) et donnent lieu à une abondante hémorrhagie au point de séparation des eschares, avec hémorrhagie générale des gencives aussi bien que de l'alvéole. La mort survient le 11 janvier, 22 jours après l'extraction. »

1. *Monthly Journal of the medical Science*, 1842, t. II, page 264.

Nous trouvons dans le mémoire de Moreau-Marmont une autre observation (VIII), empruntée à Duval, d'hémorrhagie à la suite de l'extraction d'une dent chez un scorbutique; mais le Dr Moreau se demande s'il ne s'agit pas plutôt d'ostéo-périostite avec état fongueux du périoste.

Nous serions tenté de nous poser la même interrogation au sujet de l'observation suivante que nous devons à l'obligeance de notre ami, le Dr Raoult.

M. M... D... est venu me consulter le 13 mars 1895, dans l'après-midi. Le malade se plaignait de dysphagie violente et de sialorrhée très abondante; fétidité de l'haleine; sensations de picotements et de brûlures dans la bouche. A l'examen, on trouve une rougeur très intense du pharynx qui est tomenteux et granuleux.

A l'examen au miroir, on trouve une rougeur très intense au niveau de l'amygdale linguale qui est irrégulière et tuméfiée. Il y a de nombreuses caries dentaires (quatorze ou seize dents). Les gencives sont rouges, violacées, saignantes, autour de nombreuses racines qui suppurent. M. D... est allé se faire arracher une dizaine de racines. Il se fait immédiatement une petite hémorrhagie, qu'on parvient à arrêter. Vers neuf heures du soir, le sang recommence à couler, surtout au niveau des grosses molaires inférieures gauches. Je fais un tamponnement avec du coton mouillé recouvert d'antipyrine en poudre, ce qui arrête l'hémorrhagie. On renouvelle le coton le lendemain matin; l'hémorrhagie ne reparaît pas.

Une autre malade nous a été adressée en septembre dernier, par M. le professeur Bernheim, avec le diagnostic de scorbut. Nous lui avons extrait à plusieurs reprises, dans l'espace de 15 jours, plusieurs dents et chaque extraction a été suivie d'une hémorrhagie durant deux ou trois jours.

En même temps que le scorbut, tous les auteurs signalent le *purpura*. Mais en clinique le mot purpura ne répond plus à une entité parfaite et on tend de plus en plus à en faire un syndrome dermatologique relevant de causes diverses.

Comme le dit Thibierge dans le *Traité de médecine*[1], le purpura « peut être la conséquence d'altérations vasculaires locales et présente alors une topographie en rapport avec la localisation de ces altérations dans la symptomatologie desquelles il n'intervient guère qu'à titre d'épiphénomène.... Des intoxications diverses peuvent donner lieu à la production du purpura (iode, arsenic, chloral, sulfate de quinine)... Les cachexies diverses, cancer, tuberculose, leucocythémie, infection paludéenne chronique, etc., sans compter la sénilité peuvent être l'origine d'éruptions purpuriques... Les maladies infectieuses peuvent s'accompagner presque toutes de purpura... »

Il reste, il est vrai, la *maladie de Werlhoff*, dont le type clinique est bien net si l'étiologie et la pathogénie restent encore indéterminées. En tout cas nous ne connaissons pas d'exemple d'hémorrhagie grave consécutive à l'avulsion d'une dent qu'on puisse sûrement sans aucun doute attribuer au purpura.

On a accusé la *fièvre typhoïde* et le Dr Moreau-Marmont a publié dans son Mémoire une observation recueillie dans le service de M. Peter, à la Charité, d'un cas d'hémorrhagie grave à la suite de l'extraction d'une dent chez un convalescent de fièvre typhoïde. Mais, outre que cette observation est unique et ne prouve rien, la fièvre typhoïde n'a sans doute joué d'autre rôle que d'amener chez le malade un état de débilité favorable à l'hémorrhagie.

---

1. *Traité de médecine*, par Charcot, Bouchard, Brissaud. 1894, t. II, page 387.

Bien qu'en général les hémorrhagies spontanées ne s'observent pas dans le *diabète*, il est cependant facile de comprendre que la nutrition viciée du diabétique, les modifications du sang et peut être aussi l'hypertrophie cardiaque fréquemment notée chez ces malades puissent être des circonstances favorables à la production d'hémorrhagies graves. Le Dr Moreau rapporte dans son travail l'histoire d'un cas observé par lui d'une double hémorrhagie se produisant à la fois sur le même sujet à la suite de deux extractions. Or, ce sujet était atteint depuis quelques années d'un diabète qui a affaibli notablement sa constitution et c'était là, sans doute, la cause prédisposante de l'hémorrhagie.

Nous avons personnellement observé le fait suivant :

M. B..., diabétique depuis longtemps, âgé de 52 ans, a subi dans l'espace de deux ans, dans notre cabinet, cinq extractions successives. Chacune de ces extractions était suivie d'une hémorrhagie abondante, n'ayant cédé qu'à la compression.

L'*albuminurie*, les *différentes anémies* ont été incriminées par Delestre et par le Dr Moreau comme pouvant, par les altérations qu'elles entraînent dans la composition du sang, par l'affaiblissement de l'organisme, expliquer la gravité d'une hémorrhagie. Nous dirons avec le professeur Verneuil que, sans rejeter ces causes, nous voudrions les voir établies par des faits plus concluants.

La débilitation de l'organisme peut aussi être invoquée dans l'observation personnelle suivante.

M. B..., 56 ans, ayant contracté il y a dix-neuf ans la syphilis, de plus goutteux et vieilli avant l'âge, se présente chez nous le 31 décembre dernier pour se faire extraire une petite molaire supérieure gauche. Quatre heures après l'extraction il est pris d'une hémorrhagie abondante que nous ne parvenons à arrêter que par l'emploi du thermo-cautère.

Le 21 janvier, à 11 heures du matin, nous lui enlevons la dent de sagesse supérieure droite. Il se produit immédiatement une hémorrhagie abondante que nous parvenons à arrêter à l'aide d'eau très chaude. A 5 heures du soir, le sang recommence à couler; nous faisons une application du thermo-cautère et l'hémorrhagie parut s'arrêter. Le lendemain, à 8 heures, le malade revient nous trouver, disant que depuis minuit le sang coulait. Nous bourrons la cavité alvéolaire avec de l'antipyrine en poudre et du coton. L'hémorrhagie s'arrête. Mais le lendemain elle recommence, et nous refaisons le même traitement avec une légère compression. L'hémorrhagie ne reparut plus.

On a accusé les *intoxications* par le sel de soude, de potasse, etc., en exagérant la fluidité du sang, d'être la cause de la persistance de l'hémorrhagie, mais cette accusation ne repose sur aucune preuve.

Peut-être la cocaïne employée à obtenir l'anesthésie locale n'est-elle pas indifférente à la production des hémorrhagies. A propos des amygdalotomies, M. Buisseret[1] écrit : « Je suis d'avis que la cocaïne contribue pour une large part à l'hémorrhagie tardive.... On sait que son application est bientôt suivie d'une pâleur de la muqueuse et ce changement de coloration est dû au spasme des vaisseaux sous-jacents et aussi, en partie, à l'action locale, physico-chimique, de l'alcaloïde sur les cellules épithéliales. Mais par la suite, en un temps variable selon que l'action vaso-constrictive est plus ou moins lente à s'étendre, la loi d'épuisement se fait sentir et une dilatation vasculaire succède à la constriction, d'où hémorrhagie. Celle-ci est d'autant plus à craindre qu'elle a lieu parfois

1. Hémorrhagies consécutives à l'amygdalotomie et à l'extraction dentaire, attribuées à la cocaïne. *Revue de laryngologie.* 1891, XI, p. 680-688.

assez longtemps après l'extirpation de l'amygdale, soit au bout de six, sept, huit ou neuf heures, c'est-à-dire en l'absence du médecin.....

« J'ai, chez trois sujets, enlevé une amygdale sans cocaïne et l'autre avec cocaïne ; la tendance à l'hémorrhagie a toujours été plus marquée du côté cocaïnisé.

« Enfin j'ai aussi noté, dans bon nombre de cas, des hémorrhagies tardives à la suite d'extractions dentaires avec injections analgésiques de cocaïne. »

Nous laissons à l'auteur la responsabilité de son avis, mais ayant assez fréquemment employé la cocaïne pour des extractions, nous serions assez tenté de nous ranger à son opinion.

Une cause que nous ne trouvons signalée dans aucun travail sur les hémorrhagies alvéolaires nous paraît assez importante, nous voulons parler de l'ictère et des maladies du foie.

Remarquons d'abord que dans la cirrhose atrophique les hémorrhagies sont très fréquentes, et se font un peu partout. On observe surtout des hématémèses et on les a expliquées par la rupture des varices œsophagiennes. Mais tout le monde sait que les varices ne sont pas constantes ou si elles existent à l'autopsie, on constate qu'elles ne sont pas rompues. Pour les hématémèses en particulier on admet une vaso-dilatation subite et énorme dans tout le système porte, parce que le foie induré et ayant perdu de son élasticité ne suffit plus au libre écoulement du sang dans la veine cave. Les vaisseaux se rompent alors d'autant plus facilement qu'ils sont altérés dans leur structure par l'alcoolisme. Mais cette explication ne saurait convenir aux autres hémorrhagies qu'on observe dans la cirrhose.

Faut-il admettre une altération humorale, une modification du sang de nature encore indéterminée? L'hypothèse n'a rien d'invraisemblable quand on songe à l'influence de l'organe hépatique sur la constitution du sang.

M. le professeur Hayem a communiqué en 1889 à la Société médicale des hôpitaux[1] l'observation d'un nouveau-né atteint d'ictère biliphéique avec hémophilie, qui mourut au bout de quinze jours et à l'autopsie duquel on trouva une rupture de la vésicule biliaire avec épanchement de bile dans le péritoine sans péritonite. Cette observation semble prouver à M. Hayem que la cause des hémorrhagies dans certaines formes d'ictère doit être rattachée à l'action de la bile en nature.

N'existe-t-il pas aussi dans la cirrhose atrophique un état fongueux et saignant des gencives?

Voici d'ailleurs une observation due à Cartwright, que nous avons trouvée dans le *Cosmos dentaire* du 1er septembre 1877.

Patient sujet à la jaunisse, un chicot isolé ayant été enlevé de la gencive, un saignement irrépressible s'ensuivit; c'était non seulement la plaie qui saignait, mais toute la surface de la muqueuse. Le cas paraissait désespéré. Le patient avait eu antérieurement des hémorrhagies de la gencive et d'ailleurs. Quand M. Cartwright vit le patient, celui-ci saignait depuis deux jours et était fort épuisé. Le perchlorure de fer ayant arrêté momentanément le sang, M. Cartwright prit le modèle de la bouche et fabriqua une compresse en gutta-percha, s'adaptant parfaitement aux dents de chaque mâchoire de chaque côté de laquelle il plaça des bandes de charpie par-dessus du perchlorure de fer. En même temps, on laissait un passage libre pour la nourriture, ce qui dispensait de l'administrer par le rectum.

---

1. *Semaine médicale*, 27 novembre 1889.

Étant à Livourne, chez notre oncle le docteur Rosenthal, dentiste, nous avons eu l'occasion d'observer dans sa clientèle le cas d'un homme atteint de lithiase biliaire et ayant eu une hémorrhagie très grave à la suite de l'extraction d'une dent.

Voici une observation inédite due à l'obligeance de M. le professeur Gross :

M..., 47 ans, domestique, né en Russie.

Antécédents héréditaires. — Ne présentent rien d'intéressant du côté des parents. Se rappelle parfaitement que ses deux frères sont morts après avoir longtemps présenté une coloration jaunâtre de la peau.

Antécédents personnels. — Jusqu'en octobre 1874, le malade jouit habituellement d'une bonne santé. A cette époque, il a un premier accès de coliques hépatiques qui occasionne un séjour d'une semaine environ à l'hôpital de Toul. En décembre, des phénomènes de même nature se reproduisent, il entre au service du docteur Schwartz qui l'opère pour appendicite. Sorti complètement guéri, il subit une nouvelle opération dans la région épigastrique dans le courant du mois de mars 1895, se rétablit complètement et jouit d'une santé satisfaisante jusqu'à la fin de juin. Le 21 de ce mois, repris de nouvelles douleurs hépatiques, il entre au service de M. Spillmann dans un état extrêmement alarmant. Ses crises sont terribles, il pousse des cris au moindre attouchement. Outre une teinte ictérique généralisée extrêmement prononcée et de nombreuses taches purpuriques sur l'abdomen et les jambes, il présente un ballonnement du ventre très marqué et un peu d'hypertrophie du foie. A plusieurs reprises il a des selles décolorées, l'urine contient des pigments biliaires en abondance. Le diagnostic s'impose, aussi après quelques jours d'un traitement purement médical, le malade est évacué au service de clinique chirurgicale de M. le professeur Gross qui pratique la cholécystotomie avec cathétérisme des voies biliaires.

L'opération est pratiquée *le 28 juin*. On trouve une vésicule biliaire un peu distendue, à parois épaisses avec quelques adhérences aux organes environnants. Après ouverture, on constate la présence d'un peu de bile normale. L'introduction d'une petite bougie stérilisée dans les canaux cystiques est d'abord arrêtée dans le canal cholédoque ; après une légère poussée, il franchit librement le canal et pénètre dans le duodénum. Les suites opératoires sont satisfaisantes. Dès le soir même les urines sont moins noires, le lendemain les douleurs diminuent beaucoup et, dans la soirée, à la suite de l'administration d'une dose de calomel, survient une selle colorée en brun verdâtre. L'état général, du reste, devient aussi meilleur. La température, d'abord élevée (39°5), s'abaisse après quelques oscillations à grande amplitude, et reste aux environs de 37°. — Le 30 juin, on trouve dans de nouvelles selles colorées des fragments nombreux de calculs, très friables, bruns en dehors, blancs en dedans. Le 10 juillet, nouveaux fragments.

Le mois de juillet se passe dans de bonnes conditions. La plaie opératoire se cicatrise rapidement, le 31, elle est presque complètement fermée. Les douleurs abdominales cessent complètement, et, à part l'appétit qui est bien peu prononcé, les fonctions digestives s'exécutent d'une façon satisfaisante. Les selles restent colorées ; grâce à quelques lavements, elles paraissent à intervalles réguliers. Quant à l'ictère, il diminue de jour en jour et disparaît complètement à la fin du mois. Le malade est de nouveau renvoyé au service de médecine.

Dans les premiers jours d'août, l'état du malade se modifie. La température monte peu à peu et atteint 39°5 le 3 au soir. De nouvelles souffrances, vives, sont ressenties dans la région du foie, l'ictère revient rapidement et les selles sont décolorées. Les symptômes durent heureusement peu de temps. Le 26 août, le malade, en bon état, quitte le service de chirurgie pour entrer en médecine. Quinze jours après, nouvel ictère et complication inattendue du côté de la région opérée. La plaie qui s'était complètement cicatrisée, après quelques jours de gonflement, se rompt tout à coup. Il en résulte une large fistule avec perte de substance du diamètre d'une pièce de cinq francs. Le ventre devient à nouveau tendu, douloureux, les bords de la paroi abdominale se décollent de plus en plus. Après débridement un drain d'environ 10 centimètres est introduit dans le trajet. Cette petite opération produit un heureux résultat, l'ulcération diminue peu à peu, et rapidement le calibre de la fistule prend de minimes proportions. Mais l'écoulement de bile ne tarit pas. Chaque jour ce liquide imbibe un volumineux pansement et les selles, analogues à du mastic, restent complètement décolorées.

Dans la suite, l'état se modifie peu. L'appétit du malade ne revient pas, aussi prend-il rapidement une maigreur très prononcée. Dans le courant de novembre, il a un aspect véritablement cachectique. Quelquefois, cependant, il a des périodes de mieux sensible où des aliments substantiels sont bien supportés, mais l'écoulement biliaire ne se modifie pas, il varie en quantité sans jamais disparaître un jour complètement. La teinte ictérique ne se reproduit plus ; il persiste une coloration brune des téguments qui restent secs, rugueux, présentent de temps en temps quelques taches purpuriques, quelquefois le malade se plaint de démangeaisons dans les jambes. Elles sont généralement très passagères, mais occasionnent un grattage très pénible et des écorchures fort gênantes.

C'est dans cette situation peu brillante que le malade atteint le *mois de janvier*.

A cette époque, le 5, il est pris de *vives douleurs dentaires* et demande instamment l'avulsion de sa dent (avant-dernière molaire gauche supérieure). Cette petite opération qui s'exécute très facilement donne lieu immédiatement à une hémorrhagie abondante qui, après s'être arrêtée un instant dans la journée, se reproduit et exige un tamponnement à la gaze iodoformée. L'hémostase persiste, mais le lendemain, lorsque le tampon est enlevé, le sang coule de nouveau.

On pratique la cautérisation de l'alvéole au thermo-cautère, et, par ce moyen, on parvient à se rendre maître de l'hémorrhagie. Lorsque deux jours après la gaze iodoformée introduite dans la cavité est retirée, celle-ci est complètement exsangue et en bon état de cicatrisation.

Depuis ce moment, rien de nouveau ne s'est produit dans l'état général et local du malade. Depuis quelques semaines cependant, il se nourrit mieux, les aliments solides et les liquides variés qu'il absorbe sont bien supportés. Jamais il n'a eu de nouvelles crises, mais l'écoulement de bile persiste très abondant et les selles restent toujours décolorées.

Au reste la thérapeutique est loin de contredire ce rôle attribué au foie dans les hémorrhagies.

A la seizième session de l'Association française pour l'avancement des sciences, à Toulouse, M. L. H. Petit (de Paris)[1] a fait une communication sur le traitement de certaines hémorrhagies, par la révulsion sur le foie. « Il est, dit-il, un certain nombre d'hémorrhagies spontanées et traumatiques secondaires, qui sont sous la dépendance d'une affection du foie. La révulsion sur la région hépatique, au moyen de douches froides, ou d'un large vésicatoire, a amené la cessation de ces hémorrhagies. Ce mode de traitement appliqué dans plusieurs cas par M. Verneuil, en France, et par M. Hackin, en Irlande, leur a été inspiré par la relation qui existe entre certaines hémorrhagies et une affection hépatique constatée chez les malades..... La théorie des actions réflexes qui relient deux régions malades semble expliquer le mieux l'action de la révulsion en pareil cas. L'affection du foie paraissant être la cause des hémorrhagies survenues dans les observations citées, il m'a semblé logique d'exercer une révulsion énergique sur l'hypochondre droit pour traiter l'hémorrhagie qui, en effet, s'est arrêtée. »

Dans le tome VI des *Mémoires de chirurgie,* de M. le professeur Verneuil, nous lisons à la page 190:

« En lisant les observations rapportées par M. Luigi, on remarquera, d'une part, avec quelle facilité on admet comme cause certains états constitutionnels tels que l'hémophilie par exemple, dont l'existence est encore si contestée et si contestable, ou encore des anémies diverses, des intoxications dont on ne peut préciser nullement la nature, et, d'autre part, le silence gardé sur l'état des grands viscères, cœur, foie, rein, rate, qui tiennent si fréquemment sous leur dépendance la production des hémorrhagies traumatiques primitives et secondaires. »

---

1. *Semaine médicale*, 1887, page 392.

Nous venons de voir que l'état du foie n'est pas indifférent dans la production des hémorrhagies alvéolaires. Nous avons eu également beaucoup de difficulté à arrêter une hémorrhagie abondante consécutive à l'extraction d'une dent chez une femme de 35 ans, atteinte d'une affection cardiaque. Larue[1] cite également une observation de Depasse[2], qui montre combien l'hémostase, à la suite d'une extraction dentaire, a été difficile chez une femme atteinte d'insuffisance et de rétrécissement aortiques.

Il nous reste à examiner une dernière catégorie d'hémorrhagies alvéolaires dans lesquelles le *paludisme* a paru à différents auteurs devoir être mis en cause.

La première observation où le paludisme est invoqué comme étiologie de l'hémorrhagie se trouve dans la thèse de Luigi. L'auteur y raconte sa propre histoire dans les termes suivants :

Hérédité. — Pas d'accidents hémorrhagiques de famille, ni de tendance aux épistaxis ; disposition au rhumatisme.

Antécédents. — Dans la première enfance, deux blessures à la tête. Pas d'hémorrhagie, pas d'épistaxis.

A dix ans, fièvre typhoïde grave, très longue, convalescence difficile. A treize ans, au lycée, épistaxis nombreuses, quelquefois malaisées à arrêter, cédant néanmoins aux moyens vulgaires.

Dans cette période, extraction de la première grosse molaire inférieure gauche ; blessures aux mains avec des couteaux ; hémorrhagies sans gravité. Pas d'épistaxis après la sortie du collège.

En 1866, périostite alvéolaire à droite, avec adénite sous-maxillaire.

Le 6 novembre, application de dix sangsues sur l'engorgement ganglionnaire. Écoulement de sang très abondant : papier brûlé sur les piqûres, compression. L'hémorrhagie s'arrête.

1. Larue. Thèse. Nancy, 1879.
2. Depasse. Thèse. Paris, 1877.

Le 8, application de dix autres sangsues sur le bord de la mâchoire. Perte de sang abondante, faiblesse extrême. Frictions avec l'onguent mercuriel. Compression énergique à l'aide du chevestre.

Le 10, la compression étant levée, une piqûre saigne encore. Compression reprise. Purgatif salin.

Le 12, la compression supprimée, l'hémorrhagie est arrêtée.

En janvier 1873, extraction de la première molaire gauche inférieure droite, cariée, douloureuse, non vacillante; hémorrhagie insignifiante.

Le 3 avril 1876, extraction de la troisième grosse molaire supérieure gauche, fortement cariée, gênante, non vacillante. L'opération est pratiquée avec le pied de biche. Une grande force est employée. La douleur n'est pas excessive. La paroi postérieure de l'alvéole reste adhérente à la dent. La paroi externe tombe dans la cuvette. C'est un fragment triangulaire d'un centimètre environ sur son plus grand côté. Avec le doigt, on peut sentir à nu la racine de la molaire voisine, qui est solide et saine.

Je rentre dans ma chambre; l'hémorrhagie paraît s'arrêter. En sondant la carie de la dent, je me pique le doigt et j'exerce la succion sur la piqûre; je vais à la Faculté; sensation pénible de lourdeur à la tête, élancements dans la plaie; l'hémorrhagie reparaît; je reviens à ma chambre.

Les moyens vulgaires sont tour à tour employés; lavages d'eau vinaigrée, glace à l'intérieur et sur la blessure, bourdonnets de charpie chargés de poudre d'arnica ou d'alun ou imbibés de perchlorure de fer, en solution étendue; l'hémorrhagie continue. Compression alternativement avec l'index de ma main droite et celui de ma main gauche. Ce moyen réussit, mais il est très fatigant et ne peut être continué. Un de mes camarades substitue ses doigts aux miens, la charpie se déplace et l'hémorrhagie reparaît.

Compression à l'aide des mâchoires maintenues fermées et appuyant sur des bourdonnets de charpie. Même insuccès.

L'hémorrhagie dure depuis midi. M. Duret, interne des hôpitaux, est appelé à neuf heures du soir; il constate que l'hémorrhagie se fait par le fond de l'alvéole et le bord externe de la plaie.

Tamponnement avec des rondelles d'amadou imbibées d'une solution étendue de perchlorure de fer; insuccès; compression avec un bourdonnet de charpie sèche, chargé sur des pinces à pansement et porté au fond de l'alvéole. L'hémorrhagie, arrêtée ainsi pendant une heure environ, reparaît.

Cautérisation au fer rouge avec une sonde cannelée recourbée à sa pointe ; à la troisième tentative, l'hémorrhagie s'arrête ; il est une heure du matin.

Un peu après deux heures, le sang reparaît. Nouvelles cautérisations au fer rouge. A la quatrième tentative, l'hémorrhagie s'arrête encore. La plaie est recouverte d'un tampon de charpie. Défense de parler, d'ouvrir la bouche, de boire chaud.

Vin de Bordeaux, rafraîchi avec la glace. Température, 38°. Sommeil.

Mardi 4. Faiblesse, figure bouffie. Bouillons froids, deux œufs à la coque, vin de Bordeaux, vin de quinquina. Limonade.

Mercredi 5. Le tampon de charpie tombe ; pas d'hémorrhagie. Nourriture plus substantielle.

Jeudi 6. Recommandation d'aller respirer le grand air.

Tous les soirs, la plaie est le siège d'élancements. Le sommeil, la nuit, est troublé de temps en temps par le besoin d'expulser des crachats mélangés de sang noir.

Engorgement des ganglions sous-maxillaires, faiblesse très marquée, appétit à peu près nul. La plaie suppure.

Lundi 8. — Course en omnibus, le soir.

Avant de me coucher, en me rinçant la bouche avec de l'eau de Botot, chute d'une petite eschare. Élancements plus sensibles. Vers 2 heures du matin, réveil, hémorrhagie. Lavages à l'eau acidulée avec du jus de citron. L'écoulement s'arrête ; sommeil. Vers 6 heures du matin, hémorrhagie.

Tamponnement, compression avec un segment de bouchon de 3 centimètres de hauteur environ, porté entre les mâchoires maintenues rapprochées à l'aide de tours de bande. L'hémorrhagie s'arrête. La bouche reste entr'ouverte. Douleurs vives à l'articulation temporo-maxillaire. Injection de la face. Potion au chloral. Sentiment de sécheresse à l'arrière-gorge, mouvements de déglutition, efforts pour cracher. Le bouchon se déplace, l'hémorrhagie reparaît.

M. Verneuil consulté, sachant que je suis d'un pays à miasmes palustres, recommande, outre les moyens mécaniques, d'administrer aussitôt dans un lavement 50 centigrammes de sulfate de quinine et d'en prendre dans la journée un gramme en deux fois.

M. Duret constate que l'hémorrhagie se fait par une artère périalvéolaire.

Tamponnement. Compression à l'aide d'un morceau de liège,

placé à cheval sur l'arcade dentaire inférieure, appuyant en haut sur l'ouverture alvéolaire de la dent arrachée et embrassant, par un prolongement externe, la paroi péri-alvéolaire. Cet appareil externe est assujetti entre les mâchoires rapprochées par des tours de bande. La bouche reste légèrement entr'ouverte ; la compression ne gêne pas. Température : 38°. Repos au lit, défense de parler.

Le lavement au sulfate de quinine n'est pas gardé. Aussitôt 50 centigrammes du même médicament sont donnés par la bouche dans du pain azyme.

Le soir, nouvelle dose de 50 centigrammes. — Bouillon froid, vin de Bordeaux.

Du 9 au 10, nuit très agitée. Douleurs vives, provoquées par les arêtes du petit appareil qui portent sur la gencive de la molaire inférieure.

Mercredi 10. — La compression est levée. Sulfate de quinine : 1 gramme en deux fois. Bouillon, bordeaux, œufs à la coque.

Jeudi 11. — Bordeaux, nourriture substantielle. Séjour à la campagne, vin de quinquina, sulfate de quinine : 1 gramme.

La charpie enlevée à chaque pansement est à peine imbibée de pus, jamais teintée de sang ; plus d'élancements. L'appétit et les forces reviennent promptement.

Le 21, plaie entièrement fermée.

Peut-on dans cette observation reconnaître le paludisme comme facteur étiologique ?

L'auteur, après avoir rejeté l'hémophilie, l'anémie comme pouvant avoir favorisé l'hémorrhagie, ajoute :

« M. Verneuil, sachant que je suis d'un pays palustre, soupçonne un réveil de paludisme et ordonne d'administrer immédiatement du sulfate de quinine.

« Je n'ai jamais eu de fièvres intermittentes. Mon dernier voyage en Corse, où j'ai été exposé aux miasmes palustres, date du mois d'avril 1874. L'intoxication aurait eu par conséquent près de deux ans de date ; or, peut-on admettre une diathèse latente datant de cette époque ?

« La chose est possible, car MM. Duboué, Trousseau, affirment que le germe de la fièvre palustre peut demeurer silencieux pendant des mois, des années, mais, à défaut de cette explication, l'intoxication que M. Verneuil a pressentie peut avoir eu une origine plus récente. En effet, sur le chemin que je parcourais tous les jours pour me rendre à la Faculté se faisaient les démolitions et les fouilles pour le prolongement du boulevard Saint-Germain. Par curiosité et par goût, je me suis arrêté plus d'une fois à considérer ces travaux. Ne pourrait-il pas y avoir eu absorption du poison tellurique à cette occasion? »

Nous ne pouvons pas avoir la prétention de répondre quoi que ce soit à cette dernière interrogation. Mais il est bien évident que l'observation précédente est loin d'autoriser à considérer le paludisme comme pouvant produire des hémorrhagies graves.

D'autres observations ont été publiées depuis.

Dans le *Progrès dentaire* de 1880 nous lisons que Massart, de Honfleur, a observé une hémorrhagie intermittente d'origine paludéenne. A la suite de l'extraction d'une dent il a vu une hémorrhagie tous les deux jours qui a cédé à l'administration du sulfate de quinine.

Étant à Livourne nous avons nous-même traité avec succès par le sulfate de quinine un malade ayant été antérieurement atteint de malaria et qui présenta des hémorrhagies abondantes à la suite de plusieurs extractions de dents.

En 1882, le docteur Guénard[1] publie les deux observations suivantes.

1. Contribution au traitement des hémorrhagies consécutives à l'extraction des dents. (*Journ. de méd. de Bordeaux*, 30 avril et 7 mai 1882.)

1° Mme D..., âgée de 38 ans, habitant le quartier de Belleville, robuste et d'une bonne santé apparente, n'offrant aucune trace d'une diathèse quelconque, se présente dans mon cabinet au commencement de 1880. Elle est atteinte d'une douleur intolérable siégeant à la deuxième molaire inférieure du côté gauche. Il est 8 heures du matin; elle demande à tout prix un soulagement à ses souffrances. Je reconnais chez elle de la périostite avec fluxion et abcès concomitant. L'extraction me paraît être le seul moyen efficace à employer. Je pratique, séance tenante, l'opération, qui se fait sans difficulté à l'aide du davier courbe pour molaire inférieure. Tout se passe dès le début très normalement.

Vers 11 heures, Mme D... revient chez moi fort alarmée; elle perdait, disait-elle, tout son sang par le trou de la dent extraite. Je me trouvais en présence d'une hémorrhagie en nappe n'ayant aucun symptôme sérieux.

Après avoir nettoyé et lavé l'alvéole avec de l'eau froide, après avoir pratiqué des lotions avec l'eau alunée et avec le perchlorure de fer dilué, je pratiquai le tamponnement ainsi qu'il suit: j'enfonçai successivement dans l'alvéole de petits bourdonnets de charpie imprégnés de perchlorure de fer, par-dessus, j'appliquai un fort tampon garni de collodion et saupoudré de colophane; puis je fis fermer les mâchoires. L'hémorrhagie parut s'arrêter. Mais bientôt, au moindre mouvement de la malade, le sang reparaissait en abondance. Je pratiquai alors la compression digitale pendant 35 minutes environ. Le sang s'arrêta de nouveau. Tout semblait calme; je congédiai la malade. A 3 heures, Mme D... revient en proie à une hémorrhagie épouvantable. J'enlève mon premier tamponnement, je lave la plaie avec une solution de borate de soude et je pratique un second tamponnement, semblable au premier; seulement j'emboîte toute la moitié de la mâchoire inférieure avec de la gutta-percha moulée sur mon tamponnement. Au bout de 15 minutes l'hémorrhagie cède complètement. Je fais passer Mme D... dans un salon où je la prie de se reposer et d'attendre quelques instants sous ma surveillance. A 5 heures, rien n'avait reparu; Mme D... se retira.

Le soir, à 8 heures, Mme D... m'envoie chercher; l'hémorrhagie a reparu. Je me rends immédiatement à son appel; je la trouve dans un état assez alarmant: le sang sort continuellement de la bouche et en assez grande abondance.

Ce fut alors que, désespéré de mon peu de succès, je pensai à l'histoire du Dr Luigi et aux conseils de M. Verneuil. Après avoir moulé de nouveau la mâchoire avec de la gutta-percha, je prescrivis 60 centigrammes de sulfate de quinine dans 120 grammes de véhicule, à prendre de dix en dix minutes, par cuillerées à bouche.

Je quittai Mme D... vers la troisième cuillerée; l'hémorrhagie avait l'air de vouloir s'arrêter. Le lendemain matin je me rendis chez elle; je la trouvai dans un état d'affaissement extrême. Cependant la perte de sang était à ce moment fort amoindrie. Les 60 centigrammes de sulfate de quinine avaient été absorbés, je prescrivis encore la même dose à prendre de la même façon. Bouillon, vin de Bordeaux, repos absolu.

Dans la journée ce ne fut qu'un léger suintement qui disparut bientôt complètement; si bien qu'à ma visite suivante, vers le soir, je trouvai ma malade très faible, mais ne perdant plus de sang. Nouvelle prescription de 40 centigrammes de sulfate de quinine; recommandation de ne point toucher à l'appareil; régime comme ci-dessus. Le 4e jour je débarrassai la bouche des pièces de pansement; l'hémorrhagie ne se reproduisit pas et depuis la guérison ne s'est point démentie.

Quelques jours s'étaient écoulés, je revis Mme D... Je la questionnai alors sur ses antécédents; elle n'avait jamais eu d'hémorrhagie; elle affirma qu'aucun des membres de sa famille n'avait présenté, à sa connaissance, quoi que ce soit qui se rapprochât de son accident; mais elle m'apprit que, deux ans auparavant, elle s'était à grand'peine débarrassée de fièvres intermittentes qu'elle avait gardées pendant trois ans. »

2° M. X..., âgé de 30 ans, est natif des Landes; il y habite encore. Gros et bien portant en apparence, il paraît pourtant pâle et fatigué.

Il se présente chez moi au mois d'octobre 1880. Le matin, il s'était fait extraire chez un dentiste de la ville une dent de sagesse d'en haut, côté gauche. L'opération terminée sans encombre, il était rentré à son hôtel pour y prendre son déjeuner.

Il s'aperçut en mangeant que le sang envahissait peu à peu sa bouche. Aussitôt, rentrant dans sa chambre, il se gargarisa avec de l'eau frappée, mais le sang continuait à couler. Il voulut voir un médecin; mon adresse lui fut donnée, et il se rendit chez moi.

Au moment où je pus l'examiner, M. X... était atteint d'une hémorrhagie violente ; il était obligé de cracher incessamment le sang qui emplissait sa bouche.

Je constatai que l'alvéole n'avait point été brisé, que l'écoulement sanguin se faisait directement par le trou béant par l'avulsion de la dent ; la gencive n'était point déchirée.

Après avoir nettoyé les alvéoles, les avoir lavés avec soin avec une solution de perchlorure de fer à 30°, je me mis à pratiquer le tamponnement méthodique. Le sang continuait à suinter ; il s'arrêta cependant bientôt, mais pour reparaître quelques heures après.

Je pensai alors à l'impaludisme dans ses rapports avec le traumatisme. Le cas de Mme D..., qui me revenait en mémoire, me fit diriger mon interrogation dans ce sens. M. X... m'apprenait à ce moment qu'il était originaire des Landes, qu'il habitait presque constamment ce pays et que, de plus, il était encore actuellement sous l'influence de fièvres intermittentes qui existaient chez lui depuis plusieurs mois ; je n'eus rien à relever de plus dans son hérédité ni dans ses antécédents morbides. Sans attendre plus longtemps, je moulai la partie supérieure de la mâchoire avec de la gutta-percha, chose, entre parenthèses, assez difficile dans le haut et tout à fait au fond de la bouche. Puis je prescrivis 50 centigrammes de sulfate de quinine en cinq pilules, à prendre une toutes les dix minutes.

M. X... était pressé de quitter Bordeaux le jour même ; en me séparant de lui, je lui recommandai de prendre pendant trois jours et par vingt-quatre heures 50 centigrammes de sulfate de quinine, même après la cessation de l'hémorrhagie.

Il partit et huit jours après je reçus une lettre de lui m'annonçant que l'hémorrhagie avait cédé dans la soirée du premier jour ; qu'il avait eu soin de prendre les pilules que je lui avais ordonnées. Il ajoutait que le tamponnement était tombé le lendemain matin du jour où il avait été appliqué, au moment où il prenait quelques aliments. Il avait eu grand'peur à cet instant ; mais le sang n'avait pas reparu. Il s'était seulement abstenu pendant toute cette journée de nourriture solide. Depuis, rien n'était venu démentir la guérison.

De ces deux observations le docteur Guénard tire les conclusions suivantes :

« 1° Parmi les causes nombreuses d'origine interne qui amènent et entretiennent l'hémorrhagie, il faut compter l'impaludisme récent ou ancien;

« 2° Dans certains cas où cette intoxication peut ne pas paraître évidente, le sulfate de quinine donne encore les meilleurs résultats;

« 3° A côté et sans préjudice des moyens hémostatiques directs et du traitement particulier que peut réclamer chaque malade, on doit pratiquement, dans les hémorrhagies dentaires rebelles, administrer toujours le sulfate de quinine. »

Nous souscrivons volontiers à ces conclusions; mais nous n'oublierons pas que l'ancien adage : *Naturam morborum ostendunt curationes*, est sujet à caution et que l'action du sulfate de quinine sur le sytème vaso-moteur, action connue depuis fort longtemps, suffit à l'interprétation des faits, sans qu'il faille absolument y voir la preuve que l'hémorrhagie soit le résultat de l'impaludisme latent.

Dans la discussion qui eut lieu à la Société de chirurgie le 7 mai 1879, à propos de l'observation de M. Hémard, rapportée plus haut, le professeur Verneuil disait[1] : « L'hémophilie ne me paraît pas chose bien démontrée et nous ignorons absolument ce que peut être cet état. Nous savons, par contre, que les albuminuriques sont exposés à des hémorrhagies abondantes, incoercibles même. Or, l'albumine ayant été trouvée dans l'urine, après la ligature il est vrai, n'est-on pas en droit de penser qu'elle existait avant et que telle a été la cause des hémorrhagies? »

Il faudra donc ranger l'albuminurie parmi les états

1. *Loco citato.*

morbides pouvant influer sur la production des hémorrhagies consécutives à l'extraction des dents.

Enfin, la plupart des auteurs signalent encore la *leucémie* et Mosler, dit Guénard[1], a publié en 1872 un cas d'hémorrhagie des plus rebelles, qui succéda chez un leucémique à l'avulsion d'une dent.

---

1. *Loco citato.*

CHAPITRE III

Anatomie pathologique

(*HÉMORRHAGIES DE CAUSES TRAUMATIQUES*)

Nous venons d'étudier les causes, d'ordre médical, qui produisent ou entretiennent l'hémorrhagie consécutive à l'extraction d'une dent. Ces causes agissent par des processus variés sur lesquels nous ne sommes pas toujours bien renseignés, mais elles agissent indépendamment de tout traumatisme sérieux. Elles ne perdent rien de leur puissance dans les cas où l'extraction de la dent a amené une fracture de l'alvéole ou la rupture d'un gros vaisseau ou encore la déchirure de la muqueuse. Mais alors le traumatisme passe au premier plan et devient facteur principal. Ce sont ces nouveaux facteurs, la fracture osseuse, la rupture vasculaire ou la déchirure de la muqueuse, qu'il nous faut maintenant étudier. Mais auparavant il importe de jeter un coup d'œil rapide sur l'anatomie de la région et principalement sur la disposition des vaisseaux sanguins qui arrivent aux dents ou qui cheminent à proximité des alvéoles.

Les artères qui arrivent aux dents sont au nombre de trois, dont deux pour la mâchoire supérieure et une pour la mâchoire inférieure. Toutes viennent de la maxillaire interne. Avant sa pénétration dans la gouttière sous-orbitaire par la fente sphéno-maxillaire, celle-ci donne naissance par un tronc commun à l'artère alvéolaire et à l'artère sous-orbitaire.

L'artère alvéolaire se porte en bas et en avant, appliquée contre la tubérosité du maxillaire supérieur; elle se termine au-devant de cette saillie osseuse par des ramuscules destinés aux gencives et aux alvéoles supérieurs; mais en route elle a fourni deux ou trois rameaux plus importants qui s'engagent dans les conduits dentaires postérieurs et supérieurs creusés dans la tubérosité du maxillaire et suivent, comme ces conduits, un trajet oblique pour se terminer à la muqueuse du sinus maxillaire, au tissu osseux et aux racines des dents molaires. Quelquefois une branche de l'artère alvéolaire va s'anastomoser dans l'épaisseur de la paroi du sinus avec une branche de l'artère dentaire supérieure et antérieure.

Celle-ci, comme son nom l'indique, va irriguer la région antérieure non desservie par l'artère avéolaire que, pour cette raison, on appelle encore artère dentaire supérieure et postérieure.

L'artère dentaire supérieure et antérieure est une branche de la sous-orbitaire.

L'artère sous-orbitaire, née de la maxillaire interne par un tronc commun avec l'alvéolaire, traverse obliquement la fente sphéno-maxillaire, s'engage dans le canal sous-orbitaire, qu'elle parcourt, et sort par le trou sous-orbitaire, au-dessus de la fosse canine et pour se terminer par des ramifications avec les diverses artérioles de la face.

L'artère sous-orbitaire a déjà fourni, au niveau de la fente sphéno-maxillaire, une branche orbitaire. Dans l'intérieur du canal sous-orbitaire elle fournit l'artère dentaire supérieure et antérieure. Celle-ci descend dans le canal du même nom situé dans l'épaisseur de la paroi antérieure du sinus maxillaire, envoie des ramuscules au tissu osseux et à la muqueuse du sinus et se termine dans les racines des incisives et de la canine.

En résumé, pour la mâchoire supérieure les molaires reçoivent le sang de la maxillaire par l'artère alvéolaire et les canines et les incisives par l'artère dentaire supérieure et antérieure, branche de la sous-orbitaire. Il n'existe donc pas, au niveau de la mâchoire supérieure, dans le voisinage des alvéoles dentaires, de vaisseau artériel un peu volumineux pouvant être déchiré au cours de l'extraction des dents. Nous allons voir qu'il n'en est pas tout à fait de même pour la mâchoire inférieure.

Dans toute la longueur du corps de cette mâchoire et une grande partie de sa branche montante se trouve un canal osseux qui renferme les vaisseaux et nerfs dentaires inférieurs.

L'artère dentaire inférieure est une branche de la maxillaire interne, née tantôt au niveau de la méningée moyenne, tantôt au niveau de la temporale profonde supérieure, quelquefois par un tronc commun avec cette dernière, l'artère buccale ou l'artère massétérine.

Dès son origine elle se porte en bas et en dehors, accolée au muscle ptérygoïdien interne, dont la sépare la bandelette aponévrotique qui, sous le nom de ligament sphéno-maxillaire, va s'attacher en bas au côté interne de l'orifice du canal dentaire.

L'artère arrive ainsi à l'orifice du canal dentaire, s'y engage et en parcourt toute l'étendue en formant une arcade à concavité supérieure qui longe le sommet des alvéoles. Dans son parcours, elle émet des ramuscules pour chacune des racines des dents. Enfin, l'artère dentaire inférieure arrive au trou mentonnier et se divise en deux branches, l'une qui se dirige vers les téguments du menton et de la lèvre inférieure, l'autre qui continue son trajet intra-osseux et se termine dans les dents canine et incisives.

Sur tout son trajet l'artère est accompagnée par une veine et par le nerf dentaire inférieur.

Il n'y a pas lieu ici à poursuivre les ramuscules vasculaires et nerveux au delà de la racine des dents, à l'intérieur de la pulpe dentaire.

Ce qu'il faut surtout retenir de la description qui précède, c'est l'existence, à l'extrémité de chaque racine dentaire, d'un vaisseau artériel et d'une veine ; c'est ensuite l'existence de petits vaisseaux sanguins dans l'intérieur du tissu osseux de la paroi des alvéoles et enfin, et nous insistons sur ce point, le trajet courbe à concavité supérieure que décrit le tronc de l'artère dentaire inférieure à l'intérieur du maxillaire au-dessous des alvéoles. La distance qui sépare le conduit dentaire de l'extrémité des racines dentaires est assez faible et variable suivant le point que l'on envisage. Elle est particulièrement petite au niveau de la deuxième et de la troisième molaire, et l'on va voir dans un instant les conséquences de cette disposition.

Remarquons d'abord que, les dents molaires possédant deux racines, au moment de leur extraction deux ramuscules artériels sont ouverts, d'où une première cause d'hémorrhagie plus abondante que quand il s'agit d'incisives ou de canines. Ensuite, il est reconnu que les racines des molaires présentent beaucoup plus souvent que les racines des autres dents une disposition convergente ou divergente, et il est incontestable que cette disposition, et surtout la divergence, entraîne presque nécessairement des fractures alvéolaires ; de là une nouvelle raison pour que les hémorrhagies soient plus abondantes et plus fréquentes que quand il s'agit de dents de face. A l'hémorrhagie qui se fait par les artères qui pénètrent dans les racines s'ajoute la perte de sang provenant des vaisseaux déchirés au niveau de l'os et de la muqueuse. Parfois cette deuxième source d'écoulement du sang est la principale. Et nous en avons la preuve dans l'observation suivante, montrant qu'une pince hémostatique, embrassant dans ses mors l'os fracturé, a suffi pour arrêter immédiatement une hémorrhagie sérieuse.

Hémorrhagie dentaire ; pincement hémostatique, par M. le Dr Octave Guelliot[1].

Le 6 septembre dernier, vers midi, un vigoureux maréchal ferrant (D..., 28 ans), nullement entaché d'hémophilie, se fait extraire par un dentiste la deuxième grosse molaire supérieure gauche : l'opération est pénible et, au dire de l'opérateur, la dent serait barrée.

L'avulsion est suivie d'un écoulement de sang assez abondant ; toute la journée, le saignement continue ; il augmente dans la soirée, le patient s'affaiblit ; vers deux heures du matin, effrayé, il envoie chez un pharmacien du voisinage qui donne du perchlorure de fer étendu d'eau à parties égales. Le malade imbibe de cette solution un tampon qu'il applique sur la gencive, tandis que sa femme lui fait des infusions froides sur la nuque. L'hémorrhagie diminue, s'arrête même presque complètement, mais pour reprendre vers huit heures du matin.

A onze heures, vingt-quatre heures après le début de l'hémorrhagie, se sentant épuisé, il vient nous trouver.

Nous voyons un homme absolument exsangue, le visage d'un blanc jaunâtre, rappelant celui d'une femme après une grave hémorrhagie. Il est essoufflé, peut à peine se soutenir et à plu-

1. *Union méd. et scient. du Nord-Est.* Reims, 1883.

sieurs reprises, il s'est demandé, dit-il, s'il pourrait arriver jusque chez son médecin.

Nous constatons que du fond de la partie externe de l'alvéole vide sort un petit jet de sang intermittent, assez abondant pour que, en quelques minutes, le malade ait rempli la moitié d'un crachoir d'un mélange de sang et de salive. Il est, de plus, facile de s'apercevoir que la lame externe du maxillaire supérieur est fracturée dans une étendue de 2 centimètres, et vacille, retenue par la muqueuse intacte.

Nous appliquons immédiatement une grande pince courbe de Péan, de façon qu'un des mors est enfoncé dans l'alvéole, tandis que l'autre repose sur la gencive externe : l'hémostase est instantanée et complète.

La pince est laissée en place pendant une heure ; nous l'enlevons avec précaution, sans que l'hémorrhagie se reproduise. Trois jours après, le patient nous écrivait que le sang n'avait pas reparu et qu'il avait pu reprendre son travail.

Il semble bien dans cette observation que l'hémorrhagie avait sa source moins au fond de l'alvéole qu'au niveau de la fracture. Et pourtant celle-ci était peu grave en elle-même, surtout quand on sait quels délabrements l'extraction d'une dent peut occasionner. Voici un exemple d'une de ces lésions.

Hémorrhagie secondaire grave, consécutive à une extraction de dent, compliquée d'une large ouverture du sinus maxillaire. — Guérison par le tamponnement et la compression[1].

Dans la nuit du 23 au 24 mai dernier, à deux heures du matin, M. M..., âgé de quarante-cinq ans, se présentait chez moi, adressé par un de mes confrères les plus honorables, M. le docteur R..., dont la carte portait l'annotation suivante : « Hémorrhagie grave. »

Voici ce qui s'était passé :

M. M..., désireux de se faire extraire, sans souffrance, une deu-

1. Moreau-Marmont, *Union médicale*, 25 sept. 1877, page 479.

xième molaire supérieure gauche qui lui causait de vives douleurs, était allé, vers trois heures de l'après-midi, chez un praticien, dans l'intention de se soumettre à l'anesthésie par le protoxyde d'azote. Là, un employé de la maison lui avait administré le gaz hilariant, et lui avait extrait sa dent au moyen de la clef de Garengeot, en lui fracturant une notable portion du maxillaire supérieur. Sur le moment, une hémorrhagie abondante s'était produite, qui avait bientôt diminué et avait permis à M. M... de rentrer chez lui. Le soir, à dîner, dès les premières cuillerées de potage, le sang avait reparu en abondance, et M. M... avait remarqué qu'il passait aussi par le nez. M. M... ne put pas prendre son repas. A dix heures du soir, voyant le sang s'échapper toujours en abondance par la vaste plaie et par la narine gauche, il fit demander M. le docteur R... Celui-ci jugea immédiatement la chose grave et, après avoir placé un premier pansement qui modéra un peu l'hémorrhagie, il engagea M. M... à venir me consulter, si, au bout d'une heure ou deux, l'écoulement n'était pas arrêté.

Voici dans quel état j'ai trouvé la bouche : l'arcade dentaire supérieure n'est pas complète ; elle s'arrête à la deuxième prémolaire gauche, la première molaire ayant été enlevée antérieurement, et la dent de sagesse n'étant jamais sortie. La place de la deuxième grosse molaire extraite dans l'après-midi présente une ouverture importante communiquant largement avec le sinus maxillaire, dans lequel le doigt peut pénétrer facilement. Les délabrements de la gencive ne sont pas moindres ; la tubérosité molaire à été mise à découvert, et la plaie totale, se prolongeant jusque vers la deuxième prémolaire, n'a pas moins de 5 centimètres de long, sur 2 et demi de large. Le sang s'écoule en nappe par toute la surface de la solution de continuité.

Après avoir nettoyé la plaie, j'introduis dans l'orifice du sinus un gros bourdonnet d'ouate imbibé de teinture de benjoin, qui entre à frottement serré, de façon à opérer une pression sur toute la surface osseuse fracturée. Je place l'un par-dessus l'autre deux autres tampons d'ouate de forme plate et oblongue, imbibés également de teinture résineuse. Ces gâteaux d'ouate occupent toute l'étendue de la plaie et se recouvrent l'un l'autre, de manière que le second ne laisse pas passer ce qui pourrait échapper au premier. D'autre part, devant produire, comme on va le voir, une forte compression, il fallait une certaine épaisseur d'ouate pour éviter une trop grande sensibilité. Je prépare ensuite un morceau de liège approprié, mesurant en surface à peu près l'étendue de la plaie et ayant à son centre supérieur une extumescence ronde destinée à opérer une pression plus forte sur l'ouverture du sinus. Ce morceau de liège, ne pouvant être fixé aux dents voisines absentes, je lui donne une épaisseur d'environ 3 centimètres, disposition qui permet à la deuxième molaire inférieure, seule existante, de produire la compression nécessaire. Je maintiens alors fortement les deux mâchoires au moyen d'une longue bande roulée à deux chefs, et par le bandage dit nœud d'emballeur. Les choses sont laissées ainsi jusqu'au 24 à midi, heure à laquelle je revois M. M...

Le sang n'avait pas reparu ; mais M. M..., malgré sa vigoureuse constitution, était très faible, ayant perdu beaucoup de sang et n'ayant rien pris depuis vingt-quatre heures. J'enlevai le bandage et le coin de liège sans toucher aux tampons d'ouate et je l'envoyai faire un bon repas. Aussitôt après, M. M... revint se faire réappliquer le bandage ; le soir, à dîner, même manière d'agir ; le bandage fut conservé toute la nuit suivante.

Le 25, le sang n'ayant pas reparu, le bandage fut supprimé, mais les tampons furent laissés intacts ; ils restèrent en place pendant les deux jours qui suivirent. A ce moment, l'inflammation avait légèrement augmenté, ainsi que le gonflement de la face et des parties lésées. Suppuration assez abondante. Je retirai avec précaution le tampon le plus superficiel, et je conseillai des lotions alternatives avec l'eau phéniquée et l'eau alcoolisée.

Huit jours après l'accident, gonflement dissipé, suppuration moins abondante. Le deuxième gâteau d'ouate est enlevé, portant avec lui, comme le premier, une odeur fétide qui incommode le malade. Le sang reparaît un peu et nécessite l'application d'un nouveau gâteau d'ouate qui arrête immédiatement cette petite hémorrhagie. Vers le douzième jour, ce gâteau est enlevé et entraîne avec lui le bourdonnet du sinus qui se détache de lui-même.

Depuis lors, le sang n'a pas reparu. L'ouverture du sinus s'oblitère peu à peu, laissant échapper un peu de pus. Quelques injections d'eau pure sont faites dans le sinus qui, du reste, n'est pas malade, mais qui pourrait le devenir par suite du séjour prolongé du liquide purulent. Le malade réclame lui-même ces injections qui le soulagent et le débarrassent pendant quelques heures des inconvénients de cet écoulement.

Le traumatisme peut aller plus loin encore, et Cattlin, cité par Tomes dans son *Traité de chirurgie dentaire*, cite le fait suivant :

Le gentleman, sujet de cette observation, avait eu le malheur de se briser la couronne d'une dent ; dans une tentative faite pour extraire la racine avec l'élévateur, l'instrument glissa et détacha la tubérosité du maxillaire, avec une partie du plancher de l'autre, et une portion de l'os sphénoïde. Dans les efforts que l'on tenta ensuite pour retirer la portion fracturée à l'aide d'une pince à racines, la dent et le crochet de l'apophyse ptérygoïde furent également enlevés ; des fibres des muscles ptérygoïdiens externe et interne vinrent aussi et peuvent se voir sur la pièce où elles adhèrent encore à l'os. Comme résultats définitifs de cet accident, le malade, après avoir eu sa santé atteinte pendant quelque temps, devint complètement sourd du côté lésé et resta avec une gêne permanente des mouvements de la mâchoire. L'inflammation avait sans doute gagné la trompe d'Eustache et altéré aussi les ligaments et les muscles auxquels le maxillaire inférieur donne attache.

Il est bien certain qu'avec de pareils délabrements, une hémorrhagie abondante est inévitable, sans qu'il soit nécessaire de faire intervenir une diathèse ou un état morbide du sujet. La maladresse de l'opérateur, l'existence de dents à racines divergentes, peut-être aussi l'emploi de la clef de Garengeot, sont des conditions suffisantes pour amener l'hémorrhagie.

Parfois il existe une disposition spéciale des racines des dents dans leurs rapports avec les vaisseaux dentaires qui favorise singulièrement l'hémorrhagie, surtout quand il s'agit de l'extraction d'une molaire inférieure. Un bien curieux exemple de cette disposition nous est présenté par l'observation suivante, que nous traduisons littéralement.

Un cas de déchirure de l'artère et du nerf dentaires inférieurs, à la suite de l'extraction d'une dent, par le Dr Röse, de Freiburg [1].

Au mois de juin de l'année dernière Mlle O..., âgée de 27 ans, vint me consulter pour de violentes douleurs dentaires. Antérieurement elle s'était fait une fracture de la couronne de la deuxième molaire gauche. On ne put extraire les racines, et celles-ci donnaient lieu de temps en temps à de violentes douleurs périodontiques. La dent de sagesse de ce côté était saine, mais était insérée loin dans l'angle de la mâchoire, dirigée obliquement en avant et avait produit une profonde ulcération de la muqueuse de la joue. La patiente désirait se faire extraire les deux racines et la dent de sagesse, mais doutait de la réussite de l'opération, parce que dans sa famille les dents étaient implantées très solidement et avaient des racines très longues. L'extraction des racines de la molaire fut en effet très pénible et se fit à l'aide du levier de Georges. La dent de sagesse fut saisie avec la pince, mais était si profondément implantée dans le maxillaire, qu'avec une main on ne put la luxer. Elle ne céda qu'après que j'eus saisi la pince à deux mains. J'entendis à ce moment un craquement si particulier, que je pensais avoir fracturé l'extrémité de la racine. La patiente, peu sensible en général, poussa un fort cri de douleur et fut sur le point de défaillir.

Pendant qu'un assistant lui donnait de l'eau pour se gargariser, j'examinai la dent et, à ma grande surprise, trouvai un trou ovale dans l'extrémité de la racine. En même temps l'assistant me fait remarquer qu'il se fait une hémorrhagie abondante. Le sang coulait à flots de la profondeur de l'alvéole. Un tampon d'ouate fut immédiatement repoussé. La compression digitale ne donna aucun résultat. Ce n'est qu'après un tamponnement soigné avec de la gaze iodoformée, et l'application d'un bouchon de liège, que l'écoulement s'arrêta.

Le lendemain, il était survenu une ankylose de la mâchoire qui ne permettait pas à la malade d'écarter les dents de plus de un centimètre et demi. De plus, aussitôt après l'extraction, il était survenu surtout le parcours du nerf dentaire inférieur des fourmillements, une sensation de froid, et finalement une anesthésie complète. Toute la

1. *Münchener med. Wochenschrift*, 31 octobre 1893, no 44, page 380.

gencive du côté gauche jusque sur la ligne médiane, la lèvre inférieure, le menton et la joue jusqu'à l'angle de la mâchoire étaient complètement insensibles. L'anesthésie n'atteignait pas tout à fait la ligne médiane, des filets du nerf mentonnier de l'autre côté dépassant la ligne médiane.

Le troisième jour, j'essayai d'éloigner le tampon, aussitôt l'hémorrhagie se reproduisit. Lavage au lysol et nouveau tamponnement à la gaze iodoformée. Ce deuxième tampon ne fut enlevé qu'au bout de huit jours et alors sans danger.

La plaie guérit dans les quinze jours. Quatre mois se sont écoulés depuis et j'ai pu constater que la sensibilité revenait peu à peu d'arrière en avant. Tant au niveau de la gencive que de la muqueuse de la joue, apparaissaient des îlots sensibles qui allaient en s'agrandissant. Parfois entre deux îlots sensibles, on trouvait un espace insensible de quelques millimètres, qui persistait huit à quinze jours pour disparaître ensuite. Actuellement la sensibilité existe partout, sauf une zone de la largeur du doigt située à gauche de la ligne médiane au menton et à la gencive.

L'examen de la dent extraite a donné les résultats suivants : Couronne et racines sont très développées. La racine antérieure a une longueur de 14 millimètres, la postérieure 17 millimètres. Ces deux racines sont incomplètement soudées l'une à l'autre. Sur la ligne de réunion on trouve de chaque côté des espèces de fourches pénétrant plus ou moins profondément. La racine antérieure occupe exactement l'axe longitudinal de la dent ; la racine postérieure, au contraire, diverge vers la joue. A 1 3/4 millimètre de l'extrémité de la racine antérieure se trouve un trou ovale de 3 millimètres de longueur sur 2 millimètres de large, qui traverse cette racine d'arrière en avant et dont la paroi externe se trouve divisée par une petite saillie osseuse plate en deux parties, une supérieure plus grande, une inférieure plus petite. La supérieure était parcourue par le nerf, l'inférieure par l'artère dentaire. Le canal se prolongeait sur la face linguale de la racine postérieure sous forme d'une légère gouttière.

Voici comment l'auteur explique la formation de ce canal dans la racine dentaire :

« Avant l'éruption des molaires, les extrémités de leurs racines pénètrent dans le canal dentaire. Il ne s'est pas encore interposé de cloison osseuse; celle-ci ne se développe qu'avec les racines. Au moment de l'éruption de la dent, le développement de la racine est encore incomplet.

« La racine se forme de la façon suivante : La gaine épithéliale d'Hertwig, qui est la continuation de l'organe adamantin de la couronne, se développe dans le tissu osseux sous la forme d'une matrice ayant l'aspect d'un capuchon conoïde. A l'intérieur de la gaine épithéliale, les cellules pulpaires se transforment en odontoblastes. Sans gaine épithéliale il n'y a pas formation de racines.

« Dans le cas précédent, la couronne de la dent de sagesse, puissamment développée, ne pouvait, faute de place, sortir complètement de la gencive. Les racines avaient une tendance naturelle à se développer fortement. La gaine épithéliale se développa alors vers la profondeur, atteignit le nerf et l'artère du maxillaire inférieur, lesquels par suite de leur trajet courbe sont plus élevés au niveau de la dent de sagesse que vers la deuxième ou la première molaire. La gaine épithéliale de la racine antérieure se développa donc autour des vaisseaux et des nerfs, alors que la gaine de la racine postérieure prit une direction divergente. »

Selon l'auteur de l'observation précédente, Thiel[1] aurait également vu une artère interalvéolaire cheminer à travers un canal creusé dans le collet d'une molaire.

Il est facile de comprendre qu'avec une disposition semblable, l'extraction de la dent devait amener la rupture du nerf et de l'artère, sans qu'il faille chercher dans une fracture de l'os l'explication des phénomènes observés, et en particulier de l'hémorrhagie.

---

1. *Loders Journal für die Chirurgie*, III, 2e, 1880.

Stenger[1] a prétendu que le canal dentaire avait parfois un trajet anormal. La couche spongieuse qui sépare ce canal des alvéoles a normalement un demi ou un centimètre d'épaisseur; mais elle peut faire défaut. Holländer a trouvé cette disposition deux ou trois fois sur cinquante maxillaires inférieurs et il a constaté, ainsi que Zuckerkandl[2], qu'on la trouvait surtout au niveau des deuxième et troisième molaires. Dans ces cas, la blessure de l'artère et du nerf pendant l'extraction est aisée à comprendre. Les troubles nerveux observés après les extractions par différents auteurs établissent bien qu'il y a eu lésion du nerf dentaire. Il est plus difficile d'affirmer, quand il s'agit d'hémorrhagie, qu'elle est due à une blessure de l'artère, mais cette explication est des plus vraisemblables.

Tous les auteurs, Delestre, Moreau, Luigi, signalent les anévrysmes de l'artère dentaire inférieure comme cause d'hémorrhagie incoercible après l'extraction des dents. Il en existe deux cas connus; l'un a été observé par Rufz, mais, malgré toutes nos recherches, nous n'avons pas pu trouver le récit premier de l'auteur et, ne voulant pas nous contenter de citations, nous préférons n'en pas parler. L'autre cas a été signalé par Heyfelder et voici l'observation[3] ;

Le malade dont il s'agit avait trente-deux dents, il crachait le sang depuis quelque temps et la source de cette hémorrhagie avait été méconnue par le médecin qu'il avait d'abord consulté.

Lorsque je le vis, je constatai une tumeur fongueuse arrondie, de trois ou quatre lignes de diamètre, siégeant sur le bord externe de la mâchoire; elle semblait formée aux dépens de la gencive; elle

1. Stenger, *Deutsche Vierteljahrschrift für Zahnheilkunde*, 1875, page 414.
2. Zuckerkandl, *Scheff's Handbuch der Zahnheilkunde*, t. I, 119-120.
3. *Bulletin de la Société de chirurgie*, 1856, t. VII, p. 190.

saignait sans cesse, principalement en la touchant ; pulsations isochrones aux battements du cœur et de l'artère radiale ; placée immédiatement sous les deux incisives et la canine du côté droit qui étaient écartées de leurs alvéoles et vacillantes et suivaient dans leurs mouvements ceux de la tumeur. Je diagnostiquai épulis et résolus d'en faire la ligature. Deux heures après l'opération, appelé auprès du malade effrayé par un jet de sang assez fort au-dessous de la ligature, je ne réussis qu'après l'emploi du cautère chauffé à blanc, — après avoir ôté les dents vacillantes pour cautériser plus profondément, — à arrêter l'hémorrhagie.

Malade très épuisé. — 8 jours après, chute de l'eschare ; l'hémorrhagie reparut et fut arrêtée comme ci-dessus.

Enfin, une troisième hémorrhagie, combattue de même, me fit supposer une prédisposition aux pertes de sang. En conséquence, usage interne des hémostatiques.

L'épuisement augmente. — Le malade meurt du choléra.

L'autopsie, comme dans le cas de Rufz, fit voir une excavation osseuse remplie de sang, formée par le canal dentaire dilaté dans toute la longueur de la branche horizontale de la mâchoire jusqu'à la branche ascendante de l'os. Les parois intermédiaires des alvéoles que j'avais ôtées n'existaient plus. Tout le rebord alvéolaire du côté droit semblait aminci et les dents de ce côté plus élevées et moins solides qu'à gauche.

Quant aux hémorrhagies produites par le déchirement de la muqueuse, elles sont si fréquentes et si simples à arrêter par un tamponnement aussi aseptique que possible, que nous ne croyons pas nécessaire de nous y arrêter.

CHAPITRE IV

Symptômes, marche, pronostic et diagnostic

Nous serons forcément bref sur la description clinique des hémorrhagies qui suivent l'extraction des dents, car les choses se passent à peu près toujours de la même façon et nous n'avons pas non plus à revenir sur les différentes classifications d'hémorrhagies en hémorrhagies primitives, secondaires ou tardives. Il en est cependant une qui mérite une mention toute spéciale : c'est l'hémorrhagie infectieuse, produite soit par un instrument septique, soit par l'état malpropre de la bouche du malade. Nous ne pouvons assez conseiller l'antisepsie la plus rigoureuse, car elle empêchera bien souvent une hémorrhagie de se produire.

Le début de l'écoulement de sang se fait de façon un peu variable. Tantôt l'hémorrhagie commence franchement, et l'écoulement est abondant ; tantôt le malade ne saigne pas du tout ou d'une façon tout à fait normale, et ce n'est que plus tard, quelques heures après l'opération, soit spontanément, soit à l'occasion d'un mouvement de succion involontaire, ou surtout pendant un repas, que le sang se met à couler abondamment.

Le sang s'écoule liquide ; il est assez rare qu'il s'accumule et forme des caillots. C'est tout au plus si on trouve un petit caillot à l'intérieur de l'alvéole. Sa quantité est naturellement variable et n'est pas toujours en rapport ni avec la dent extraite, ni avec l'énergie qu'il a fallu déployer pour l'extraire, ni même avec les lésions que l'extraction a produites. Quand l'opération a produit des délabrements importants, déchirures de la gencive, fractures osseuses, l'écoulement est plus abondant.

Ce n'est pas seulement l'alvéole qui peut saigner; souvent l'écoulement se fait en nappe sur toute la région gingivale péri-alvéolaire. Il est rare qu'on observe un jet artériel véritable, même quand il y a eu déchirure de l'artère dentaire, comme nous en avons cité un exemple, ce qui tient à ce que la direction horizontale du vaisseau ne permet pas au jet sanguin de monter hors de l'alvéole.

Dans les cas légers, le sang ne s'écoule qu'à peine; le malade ne fait que cracher une salive sanguinolente; d'autres fois, il y a un véritable flot.

Quand la dent extraite siège au niveau de la mâchoire supérieure et qu'il s'agit d'une molaire, s'il y a eu fracture de l'os et ouverture du sinus maxillaire, le sang peut pénétrer dans le sinus et dans le nez et donner lieu à une épistaxis. Le sang coule alors de la narine du côté où siégeait la dent extraite.

La marche de l'hémorrhagie dépend évidemment de l'efficacité du traitement employé à la combattre. Mais tous les praticiens ont pu noter que les hémorrhagies abondantes d'emblée étaient la plupart du temps plus faciles à arrêter que les hémorrhagies faibles, tardives, ne consistant qu'en un léger suintement ou débutant seulement quelques heures après l'extraction.

Très souvent l'hémorrhagie cède dès les premiers

moyens curatifs pour se reproduire quelques heures ou quelques jours après et parfois sans cause connue.

D'autres fois l'écoulement s'arrête, par exemple après le tamponnement, pour revenir dès que celui-ci est levé. D'autres fois encore, les substances ou agents hémostatiques arrêtent d'abord la perte de sang, mais bientôt celle-ci se reproduit soit spontanément, soit à la chute d'une eschare et le traitement n'a en réalité fait qu'augmenter la surface saignante.

C'est ainsi que certaines hémorrhagies ont persisté, 8 à 15 jours et même plus. Il faut noter aussi que dans certains cas l'hémorrhagie a paru prendre une allure périodique, intermittente, comme dans le cas de Massart, de Honfleur, où, comme nous l'avons dit, l'hémorrhagie revenait tous les deux jours.

La gravité dépend moins de l'abondance de l'écoulement que de sa durée. Quand l'hémorrhagie persiste en dépit des traitements, elle ne tarde pas à amener un affaiblissement d'autant plus rapide que l'alimentation du malade est rendue difficile. Aussi voit-on apparaître bientôt l'ensemble symptomatique commun à toutes les hémorrhagies graves : pâleur des téguments, éblouissements, maux de tête, vertiges, syncopes, petitesse du pouls, etc.

On est parfois surpris de la quantité considérable de sang perdu par le malade sans que celui-ci présente les signes de l'anémie suraiguë. Mais il ne faut pas oublier que souvent cette quantité n'est considérable qu'en apparence, attendu que le sang est mélangé de salive en notable proportion. Lorsque, malgré tous les traitements, l'hémorrhagie persiste, elle peut, par sa durée ou par sa violence, amener la mort du malade.

Nous avons déjà dit que Grandidier avait pu rassembler, en 1863, 12 cas de mort par hémorrhagie incoercible consécutive à l'extraction des dents. Le Dr Moreau-Marmont en 1883 en comptait 26 cas.

Nous en connaissons pour notre part 31 cas. Nous ne voulons pas reproduire ici les 31 observations; ce serait trop long, mais pour ceux qui voudraient les lire, nous allons indiquer ici, en procédant par ordre chronologique les sources où on peut les trouver.

1° Cardanus. — *De causis et signis morborum*, 1533, page 153.

2° Plater (F.). — *Extraction de dent. Hémorrhagie mortelle*, 1559, lib. 4, obs. XXXV.

3° Gilles (A.). — *Extraction de dent. Hémorrhagie mortelle*. Paris, in-12, 1622, page 12.

4° Lecourtois. — *Le Dentiste observateur*. Paris, 1775, page 289. *Extraction d'une dent chez un scorbutique. Hémorrhagie mortelle.*

5° Bourdet. — *Recherches et observations*, 1786, page 10. *Hémorrhagie mortelle consécutive à l'extraction d'une dent* (empruntée à Anel).

6° *Journal universel des Sciences médicales*, 1816, II, 352; extrait de *The Monthly Gaz. of health London. Extraction d'une dent, hémorrhagie mortelle. Ligature de la carotide.*

7° Blagden. — *Lond. Med.-Chirurg. Trans.*, 1817, VIII, 224. *Extraction d'une dent, hémorrhagie mortelle. Ligature de la carotide.*

8° Davis. — *Edinb. med. à S. J.*, 1826, avril, 292. *Extraction d'une dent chez un hémophile. Hémorrhagie mortelle.*

9° Lebert. — *Archives gén. de médecine*, 1837, sept. 44. *Hémorrhagie mortelle consécutive à l'extraction d'une dent.*

10 et 11. — Wilson et Wardrop. — *Lancet*, octobre 1840, 187. *Deux observations d'extractions de dents chez des hémophiles, suivies d'hémorraghie mortelle.*

12° Ray (Ch.). — *Lancet*, 1841, mars, 823. *Observation d'extraction de dent suivie d'hémorrhagie mortelle.*

13° Hay (D.). — *Month. J. Med. Sc. London*, 1842, II, 264-272. *Case of hemorrhage following the extraction of a tooth and terminating fatally.*

14° et 15°. Legros et Ségalas. — *Gazette des hôpitaux*, 1844, p. 348. — *Deux cas d'hémorrhagies mortelles à la suite d'extractions de dents.*

16° Bjorkmann et Liedbeck. — *Canstatt's Jahrbuch*, 1857, IV, 254. *Hémophilie. Extraction de dent, mort.*

17° Papillaud. — *Gazette des hôpitaux*, 1849-1894. *Extraction d'une dent chez un hémophile. Hémorrhagie mortelle.*

18° Bordmann. — *De l'Hémophilie. Thèse de Strasbourg*, 1851. *Extraction d'une dent. Mort.*

19° Meinel. — *Schmidt's Jahrbuch*, 1851, 37. — *Hémophilie. Extraction. Mort.*

20° Grandidier. — *Die Hemophilie oder die Bluterkrankung.* Leipzig, 1855, page 24. *Observation recueillie par Viélé.*

21° et 22° Fischer. — *Zeitschrift für Chirurgie und Geburt.* 1885. *I. Hemophilie. Extraction, mort. Deux cas.*

23° Heyfelder. — *Bulletin de la Société de chirurgie*, 1856, VIII, 190. *Anévrysme de l'artère dentaire. Hémorrhagie mortelle consécutive à l'extraction d'une dent.*

25° Schunemann. — *Virchow's Archiv.* 1867, XLI, 287. *Hémophilie. Extraction, mort.*

26° Harris. — *The principles and practice of dentistry*, 1871, 408. Observation empruntée à Snell (scorbut.)

27° Wawra. — *Wiener med. Presse*, 1872, XIII, 187. *Eine Blutung mit tödlichem Ausgange nach einer Zahnextraction.*

28° Magitot. — *Gazette des hôpitaux*, 4 et 9 mai 1876. *Extraction d'une dent chez un nouveau-né. Hémorrhagie mortelle.*

29° *Gazette médicale de Nantes*, 1882. (Le docteur Jouon rapporte que le frère du malade dont il parle est mort d'hémorrhagie consécutive à l'extraction d'une dent.)

30° *Odontologie*, 1888. (On cite, sans détail, le cas d'un homme mort d'hémorrhagie après extraction dentaire à l'hôpital presbytérien de New-York.)

31° *Odontologie*, avril 1886. (Observation reproduite plus loin.)

Il est certain qu'à cette liste il conviendrait d'ajouter un certain nombre de cas n'ayant jamais été publiés.

Il ne faudrait pas tirer de l'énumération que nous venons de faire la conclusion que la mort est une terminaison fréquente des hémorrhagies incoercibles consécutives à l'extraction des dents.

Heureusement ce sont là des exceptions et la vérité c'est que, malgré la gravité de certaines de ces hémorrhagies, il est rare qu'on ait à redouter une terminaison fatale.

Presque toujours l'intervention réussit à produire l'hémostase, et c'est précisément de l'efficacité du traitement qu'on peut tirer les éléments d'un pronostic.

Mais il ne faut pas oublier qu'une hémorrhagie abondante ou prolongée, même quand on parvient à l'arrêter, amène toujours un état d'anémie aiguë, de faiblesse dont certains sujets ont beaucoup de peine à triompher.

En tout cas, il convient toujours d'être prudent et réservé dans l'appréciation d'un cas; car on n'est certain que l'écoulement de sang est définitivement arrêté que quand il s'est écoulé plusieurs jours après l'ablation du pansement compressif et un certain temps après la chute de l'eschare produite par les agents thérapeutiques plus ou moins irritants qui ont été appliqués.

Le diagnostic ne se pose pas en général, les renseignements fournis par le malade ou par son entourage ne pouvant laisser aucun doute sur la nature de l'accident et ses causes. Même en cas d'absence de tout renseignement, ce qui ne pourrait arriver que très rarement (malade trouvé sur la voie publique, syncope chez un individu vivant seul), un court examen de la bouche suffira à montrer que le sang vient d'un alvéole récemment privé de sa dent.

Il ne faudra jamais négliger de rechercher si l'hémorrhagie s'accompagne d'une fracture osseuse, d'un arrachement du bord alvéolaire. Des indications thérapeutiques spéciales pourraient découler de cette constatation.

Il conviendra aussi d'examiner la sensibilité de la région gingivale d'où la dent a été extraite. Si l'on constatait une anesthésie, il faudrait penser que l'artère dentaire a été déchirée en même temps que le nerf (quand il s'agit d'une molaire inférieure).

Enfin, en l'absence de lésions traumatiques, ou même malgré la constatation d'une de ces lésions, il importe d'interroger le malade ou son entourage sur ses antécédents personnels et héréditaires. Souvent on trouvera dans les renseignements ainsi obtenus la cause de l'opiniâtreté de certaines hémorrhagies. De même, la connaissance de la source de l'hémorrhagie ne peut jamais être indifférente dans le choix de la médication à employer.

CHAPITRE V

Traitement

Au début de cette dernière partie de notre travail, dans l'obligation d'exposer les différents moyens qui ont été employés avec des succès variables, mais jamais certains, pour arrêter les hémorrhagies incoercibles consécutives à l'avulsion des dents, et pour donner au lecteur une idée des tâtonnements, des hésitations, de l'embarras du praticien en présence d'une de ces hémorrhagies, nous voulons rapporter deux observations, l'une à terminaison fatale, l'autre plus heureuse, qui montrent bien et la multiplicité des agents dont on dispose et aussi leur inefficacité.

Extraction dentaire, hémorrhagie incoercible; mort[1].

J. T., 22 ans, entré à Saint-Georges-Hospital pour une synovite du genou en octobre 1885. Le 28 novembre, extraction d'une petite molaire inférieure droite. Hémorrhagie quelques minutes après. Tamponnement avec du coton. 30 novembre. — L'hémorrhagie continue légèrement.

On tamponnera l'alvéole avec de la cire molle.

1er décembre. — L'hémorrhagie continue. On administre au malade de l'ergotine en injections et localement on applique de l'essence de térébenthine et du perchlorure de fer.

---

1. *Odontologie*, avril 1880 (Extrait du *Dental Record*).

3 décembre. — L'hémorrhagie n'a pas cessé. Le malade est très faible. On recommence à appliquer le perchlorure de fer, puis les feuilles de tice, le cautamère actuel, etc. Rien n'y fait.

Dans la journée M. Dent, chirurgien, anesthésia le malade et voulut tamponner l'alvéole avec un coin en bois. Il échoua et brisa même la paroi alvéolaire. On introduit dans l'alvéole du perchlorure de fer en cristaux, on applique par-dessus de la charpie et on met au malade un bandage. L'hémorrhagie continue.

A minuit on fait un pansement avec de l'essence de térébenthine et on fait une injection de morphine.

Le 4 décembre, l'hémorrhagie continuant, on introduit dans l'alvéole de l'ouate avec du styptique de Ruspini.

L'hémorrhagie continue. Anesthésie à l'éther. M. Dent fait une incision à la lèvre inférieure. Le maxillaire inférieur est mis à nu et scié afin de découvrir l'artère dentaire inférieure, qu'on tamponne de chaque côté de la section avec de l'ouate. La réunion est assurée avec des épingles.

Le 5 décembre, 3 heures après l'opération, il se fait une hémorrhagie considérable. Le pansement est enlevé ainsi que les épingles. Nouvelle application du styptique de Ruspini. L'hémorrhagie s'arrête. Le pouls est à 144 ; le malade est d'une pâleur de cire. La respiration est haletante.

L'hémorrhagie ne tarde pas à reparaître et le malade meurt.

Le père de ce garçon était mort d'épistaxis. Lui-même avait été déjà deux fois en danger de mort : la première fois à l'occasion d'une épistaxis ; la seconde fois, après s'être fait une coupure au doigt.

Hémorrhagie grave après extraction de dent, par M. H. P. Potter, chirurgien interne.

H..., 33 ans ; extraction de dent le vendredi (grosse molaire gauche). Le jeudi suivant, donc six jours après, le malade est admis à l'hôpital. Il était sujet aux saignements abondants pour les causes les plus légères. Douze ans auparavant, à la suite d'une extraction, il avait eu une hémorrhagie pendant huit jours, arrêtée par le cautère actuel.

---

1. *Dental Cosmos*, 1er mars 1876, d'après Saint-Thomas Hospital Reports dans le *Lancet*.

A son arrivée on trouve la région couverte de caillots de sang. Après l'avoir nettoyée, on trouve une surface saignante embrassant toute la cavité de l'alvéole et la gencive environnante. On y introduit dans l'alvéole des boulettes de charpie trempées dans une solution de perchlorure de fer ; on met un bandage sous la mâchoire pour exercer une compression sur les dents.

Au bout de quelques heures, l'hémorrhagie revient : on introduisit dans l'alvéole du perchlorure de fer solide qui causa beaucoup d'irritation et une grande enflure.

14 août. L'hémorrhagie continue. Cautérisation au fer rouge. Arrêt pendant vingt heures.

17 août. Cautère actuel. Arrêt pendant dix-huit heures.

18 août. Hémorrhagie abondante. On refoule dans la cavité alvéolaire du coton saturé de perchlorure de fer. On fait chaque jour une injection d'un gramme d'ergotine.

20 août. L'hémorrhagie continue. La figure est enflée ; le malade a des accès de délire.

21 août. On remplit la cavité de gutta-percha et ensuite de plâtre de Paris sans aucun succès.

23 août. L'hémorrhagie continue toujours. Le malade est pâle ; il a des bourdonnements d'oreille ; des objets brillants miroitent devant ses yeux. On lui administre à l'intérieur dix grammes d'acide gallique toutes les deux heures et on fait des injections de morphine.

24 août. L'hémorrhagie est moins forte.

25 août. Le malade a perdu 5 onces de sang. On applique du coton imbibé d'une solution forte de perchlorure de fer.

27 août. Le malade ne perd plus depuis deux jours.

Il quitte l'hôpital le 5 septembre.

On voit par ces deux exemples et l'on a pu voir par la lecture des observations reproduites dans le cours du travail que la médication à opposer aux hémorrhagies dentaires est riche en ressources et il nous est impossible même d'énumérer toutes les substances qui ont été employées. Nous allons cependant essayer d'en indiquer les principales et, pour mettre un peu d'ordre dans cet exposé rapide, nous envisagerons successivement : 1° les procédés de traitement local; 2° les procédés de traitement général.

1° *Traitement local.* — Il y a lieu d'examiner :

a) Les différents procédés de compression;

b) Les différents procédés par lesquels on obtient la contraction des vaisseaux ou la formation d'un caillot obturateur;

c) Les opérations qu'on peut être amené à faire.

A) *Compression.* — Celle-ci comprend à la fois le tamponnement de l'alvéole et la compression sur le tampon au moyen d'un appareil quelconque.

« Le tamponnement, écrit Magitot[1], est de tous les moyens celui sur lequel on doit le plus compter, pourvu qu'il soit établi dans de bonnes conditions; malheureusement, tel qu'il est pratiqué habituellement, il est difficile à maintenir et c'est pour cela qu'il échoue assez souvent. On conseille en effet de remplir la cavité de l'alvéole de boulettes de coton ou de fragments d'amadou suffisamment tassés ou de faire un tampon de cire rendue fibreuse par l'addition du coton cardé; on a conseillé d'introduire dans l'alvéole un morceau de liège taillé suivant la forme de la racine de la dent extraite, ou même simplement de réappliquer celle-ci dans sa cavité. Tous ces moyens sont bons dans les circonstances ordinaires, mais il en est un autre sur lequel nous avons spécialement attiré déjà l'attention lors d'une discussion récente à la Société de chirurgie sur les hémorrhagies alvéolaires : c'est le tamponnement à la gutta-percha. Voici comment l'on procède : une petite masse de gutta-

1. Article *Dent* du *Dictionnaire encyclopédique* de Dechambre, t. XXVII, page 373.

percha étant ramollie dans l'eau chaude, on y mêle une quantité à peu près égale de charpie ou d'ouate qu'on pétrit ensemble de manière à faire une matière à la fois malléable et fibreuse. On dispose alors, toujours à l'état mou, une sorte de cône qu'on introduit dans l'alvéole après avoir épongé le sang et les caillots, on le maintient en place pendant quelques instants, puis on le retire et on le plonge dans l'eau froide. On a réalisé de la sorte un tampon dur qui présente exactement la forme des racines de la dent extraite, on l'introduit alors définitivement dans l'alvéole et, s'il ne se maintient pas en place par sa forme même, on complète la compression par une autre masse de la même matière superposée à la première et sur laquelle on fait rapprocher les mâchoires qu'on maintient serrées par une mentonnière. Nous donnons le procédé comme à peu près infaillible. »

M. Préterre[1] a un procédé analogue, bien qu'il combine le tamponnement et la compression avec une substance astringente. « Lorsque, dit-il, la diathèse hémorrhagique est nettement accusée, nous commençons par prendre avec de la cire une véritable empreinte de l'alvéole et nous reproduisons exactement la dent avec ses racines. Nous laissons refroidir la cire dans la cavité après avoir eu soin de faire jouer l'articulation maxillaire de façon à presser sur la cire au moyen de la dent correspondante si elle existe, soit, à son défaut, au moyen de la gencive. Nous sortons ce moulage lorsqu'il est refroidi et nous grattons légèrement les racines de cette dent de cire. Puis nous rechauffons légèrement ces racines et nous y faisons adhérer une très légère couche

1. *Art dentaire*, 1880.

de soie de coton, afin de former une sorte de duvet velouté. Nous l'humectons ensuite d'eau et nous la plongeons dans un mélange de poudre d'alun et de tannin. Nous la replaçons avec soin dans l'alvéole dont elle occupe toute la cavité. L'effet est habituellement immédiat. »

Pour Röse[1] c'est également le tamponnement méthodique qui constitue le moyen infaillible. Il tamponne avec de la gaze iodoformée et applique par-dessus un carré de liège fait avec un bouchon de champagne. Le carré de liège présente deux rigoles, une qui recouvre le tampon, l'autre les dents de la mâchoire opposée. La forme du liège varie avec la figure anatomique du maxillaire. Il doit être plus haut quand les dents manquent. En tous cas, sa hauteur doit toujours être telle que, lorsque le malade mord, les dents restent écartées de quelques millimètres. Les mâchoires sont rapprochées à l'aide d'un bandeau. De 6 à 24 heures après, on peut enlever le liège. Le tampon reste en place encore 4 à 5 jours et doit ensuite être enlevé avec précaution. Si l'hémorrhagie reparaît, il faut recommencer.

En cas d'insuccès, Röse conseille de prendre l'empreinte en cire et fabriquera d'après elle un obturateur en métal ou en caoutchouc, qu'à l'aide de crochets on fixera aux dents voisines. Cet obturateur alvéolaire (c'est le nom que lui a donné Baume) restera en place pendant plusieurs semaines, jusqu'à guérison complète.

Tomes[2] fait le tamponnement à l'aide du matico. Il introduit dans l'alvéole, d'une manière plus ou moins serrée, une feuille de cette plante préalablement ramollie dans l'eau chaude et roulée. Quelques plumasseaux de

1. Röse, *loco citato*.
2. *Traité de chirurgie dentaire*, traduit par Darin, page 644.

charpie sont ensuite placés sur la gencive. « Le succès dépend beaucoup du soin avec lequel la feuille a été appliquée. Lorsque celle-ci a été bien ramollie, on la coupe en bandelettes d'une largeur égale à la profondeur de l'alvéole vide ; puis on roule les bandelettes de manière à leur donner à peu près la forme d'un cigare dont le volume doit s'adapter à la capacité de l'alvéole. La feuille doit se rouler le côté rugueux en dehors. On prend les boudins avec la pince à aurification et on les introduit, assez serrés, jusqu'au fond de l'alvéole, en ayant soin de faire pénétrer d'abord le bout le moins gros. » Pour maintenir la pression, Tomes se sert d'une simple mentonnière. Cependant, « dans les cas plus rebelles, il peut être nécessaire de recourir à un appareil mécanique pour produire la compression. Le Dr Roberts et le Dr Reid, d'Édimbourg, ont décrit chacun un instrument *ad hoc*. La compression s'obtient à l'aide d'une barre mobile et convenablement recourbée qui s'attache à une monture fixée à la mâchoire inférieure ou à la tête suivant que le siège de l'hémorrhagie est à la mâchoire supérieure ou à la mâchoire inférieure. Cet appareil mécanique permet de graduer la pression et de la maintenir sans mettre à contribution les efforts du malade.

« En l'absence d'appareil de ce genre, on peut, en une heure ou deux, estamper une plaque de métal qui s'adapte à la surface de la gencive ou mouler suivant la forme voulue une pièce de laque en écaille. »

Le Dr Benjamin Richardson[1] rapporte un cas dans lequel il a rempli la cavité alvéolaire avec du collodion

1. *Dental Cosmos*, 1er sept. 1876.

styptique sur du coton, en tamponnant fortement morceau sur morceau à partir du fond de la cavité comme pour une aurification. L'hémorrhagie cessa. Quelques jours après, en enlevant le tampon, on trouva dessous une surface bien ferme.

Le Dr Moreau, dans son Mémoire, s'exprime ainsi sur l'obturation et la compression : « Pour constituer l'obturateur, peuvent être employées les matières susceptibles de se mouler sur l'alvéole, celles dont le volume augmente par imbibition, ou celles qui peuvent former, avec le caillot, une espèce de bouchon solide ; telles sont : la cire seule ou roulée dans une poudre styptique ; la charpie trempée dans la cire fondue et saupoudrée d'une poudre styptique et même inerte ; le plâtre gâché épais, pour que la prise en soit rapide ; les alliages métalliques ou autres ciments dont on se sert pour obturer les dents cariées ; le liège ou l'éponge préparés, taillés en coins et introduits avec force dans l'alvéole ; enfin l'agaric, la toile d'araignée en boulettes, l'ouate imbibée d'une teinture résineuse.

« Nous préférons ce dernier moyen comme luttant avec plus de succès contre la salive....

« Le tampon ou l'obturateur, quel qu'en soit la substance, devra être assez gros pour dépasser un peu le niveau alvéolaire et fournir un point d'action à un compresseur. S'il y a perte de substance, cet obturateur devra le combler entièrement. Enfin si une fracture de quelque importance avait été réduite, il faudrait se garder de placer l'obturateur de façon qu'il écartât le fragment, car cela pourrait contribuer à maintenir le vaisseau béant et à entretenir l'hémorrhagie. On se contenterait alors de placer sur l'alvéole un tampon qui le couvrirait extérieurement et serait fortement maintenu par l'appareil contentif.

« Quelle doit être la nature de cet appareil contentif destiné à opérer une pression méthodique sur le tampon obturateur? La plupart des auteurs faisant autorité s'accordent pour conseiller l'emploi d'un coin de liège, maintenu soit par les deux dents voisines, soit par la mâchoire opposée.

« D'autres procédés ont encore été proposés, comme la gouttière d'Anel ou l'appareil de Foucou. La gouttière d'Anel est faite d'une lame de plomb modelée, avec les doigts, sur l'obturateur et les dents voisines. Elle peut rendre des services surtout dans le cas de perte de substance. On peut en fabriquer une facilement en aplatissant une balle de fusil. Quant à l'appareil de Foucou, il a l'inconvénient de ne pas être sous la main; il est d'une exécution fort compliquée et remplit mal les conditions pour lesquelles il est destiné. C'est le compresseur de liège qui est le plus généralement applicable et le plus communément employé. Le liège, en effet, joint l'élasticité à une résistance suffisante; en outre, on se le procure toujours facilement. »

Le Dr Moreau décrit ensuite comment doit être taillé ce liège et appliqué. Nous reprocherons à l'auteur de donner au liège une hauteur inférieure à celle des dents pour permettre aux mâchoires de se rapprocher et nous préférons la manière de faire de Röse, que nous avons exposée plus haut.

Comme compresseur M. Moreau indique un appareil métallique de son invention: nous reprocherons à cet appareil d'être assez compliqué et de ne pouvoir être toujours sous la main. D'une manière générale, nous rejetons tout appareil un peu volumineux placé dans la bouche, car il oblige le malade à faire des mouvements de déglutition de la salive nuisibles à l'hémostase. Nous pensons qu'une mentonnière bien appliquée vaut beaucoup mieux et il est toujours possible d'alimenter le malade, au besoin avec une sonde, pendant les quelques heures que l'appareil devra rester en place.

B) *Substances coagulantes.* — Nous venons d'exposer les différents procédés d'obturation alvéolaire et de tamponnement comme si l'obturateur devait être uniquement une barrière inerte à l'écoulement du sang. En réalité on combine toujours l'action mécanique de l'obturateur avec l'action physique, chimique ou physiologique de la substance dont est composé l'obturateur. Dans quelques cas, les plus légers, d'hémorrhagies, cette action à elle seule suffit, sans qu'on ait besoin d'avoir recours au tamponnement.

L'eau vinaigrée, d'un usage courant, est en général impuissante à arrêter une hémorrhagie tant soit peu sérieuse.

Quelques auteurs ont recueilli de bons résultats avec de l'eau très chaude; Scheff[1] s'est fait l'ardent propagateur de cette méthode. D'autres auteurs conseillent la glace, qui réussit aussi dans quelques cas.

Enfin, on peut encore alterner l'eau chaude et l'eau froide et les employer successivement. Voici comment procède Andrieu[2] :

« Nous remplissons d'eau aussi chaude que la bouche

1. Scheff, *Heisses Wasser als Blutstillendes Mittel nach Zahnextraction.* (*Medic.-chirurg. Centr.* Wien, 1890, XXV, 70.)
2. Harris Austen et Andrieu, *Traité de l'art du dentiste.* 2e édition, 1884, page 484.

peut l'endurer un grand verre et nous prions le patient de l'épuiser très rapidement en se gargarisant à l'endroit où le sang coule. La chaleur amène forcément la turgescence des vaisseaux de la région et augmente momentanément l'afflux du sang.

« Immédiatement après, nous versons dans un grand verre d'eau glacée ou seulement très froide deux ou trois cuillerées d'esprit-de-vin et nous engageons le patient à épuiser rapidement, en se gargarisant, ce verre d'eau froide. La réaction s'opère et presque instantanément l'hémorrhagie s'arrête pour ne plus reparaître. »

A côté de l'eau chaude, il convient de placer le fer rouge ou le thermocautère; c'est là un moyen employé depuis fort longtemps; mais il est difficile de pénétrer jusqu'au fond de l'alvéole et la cautérisation ignée ne convient guère que pour le pourtour, ainsi que l'a indiqué le professeur Farabeuf lors de la discussion à la Société de chirurgie en 1879. Enfin, même quand le cautère produit l'hémostase, il est à craindre que le sang ne recommence à couler quand l'eschare se détache, et l'on n'a dès lors réussi qu'à augmenter l'étendue de la surface saignante.

Au lieu de glace ou d'eau froide, on peut employer une substance réfrigérante comme dans le cas suivant.

Hémorrhagie après extraction dentaire, arrêtée instantanément par le chlorure d'éthyle, par Hind[1].

Une jeune fille de 22 ans s'était fait arracher une dent par un dentiste, à midi. Elle arrive chez moi à 10 heures du soir avec une hémorrhagie de l'alvéole d'une molaire gauche. L'hémorrhagie

---

1. *The Lancet*, 25 janvier 1896, page 230.

durait depuis l'opération. L'application et le tamponnement avec le perchlorure de fer n'avaient amené aucun résultat. Me souvenant d'un cas qui avait résisté à toutes les méthodes ordinaires de traitement, je résolus d'amener une congélation à l'aide de la pulvérisation de chlorure d'éthyle. Après avoir nettoyé l'alvéole, je vis que le chlorure d'éthyle arrêta immédiatement tout écoulement. Pour en prévenir le retour, je fis un tamponnement avec du coton imbibé de teinture d'hamamélis.

Il ne s'écoula plus une goutte de sang.

Les substances coagulantes introduites dans l'alvéole sont presque innombrables. Nous citerons parmi les plus employées le perchlorure de fer et l'alun, soit en solution, soit en cristaux, le tanin, le matico, le nitrate d'argent, l'eau de Pagliari, l'acide chromique, considéré par M. Magitot comme le meilleur des hémostatiques, les résineux, la gomme, l'amidon, le sulfate de fer, l'acide gallique, la térébenthine, etc...

Récemment on a vanté l'action de la ferripyrine[1], possédant à la fois des propriétés hémostatiques et analgésiques.

Il nous reste à mentionner une substance que nous n'avons pas été le premier à employer, mais qui nous a souvent bien réussi. Nous voulons parler de l'antipyrine en application locale.

C'est Hénocque qui le premier a observé l'action hémostatique de l'antipyrine. C'est en tout cas lui qui en a fait la première mention dans la *Gazette hebdomadaire* de 1884, dans sa communication à la Société de biologie le 7 janvier 1888, et enfin dans la thèse d'Arduin (1885), où se trouvent décrites les expériences faites en collaboration par MM. Arduin et Huchard. On peut se servir soit

1. *Semaine médicale*, 17 juillet 1895.

de la poudre d'antipyrine, soit de la solution au 1/20, soit d'ouate, d'amadou ou de papier-filtre épais imbibés d'une solution concentrée.

Quelquefois on a mélangé l'antipyrine avec d'autres substances, le tanin par exemple. Le docteur Park[1] a en effet conseillé un mélange d'antipyrine et de solution alcoolique de tanin, masse gélatineuse qui adhère fortement aux tissus.

Nous avons eu souvent l'occasion d'utiliser l'antipyrine et nous avons été très satisfait. Voici au hasard quelques cas :

C..., étudiant en droit, 20 ans. Extraction d'une grosse molaire inférieure gauche. Application du pied-de-biche ; opération difficile par suite d'une exostose de la racine. Une heure après l'extraction, commence à se faire une hémorrhagie qui dure toute l'après-midi et jusqu'au lendemain matin. A ce moment, M. le Dr Rohmer introduit dans l'alvéole de l'antipyrine en poudre et fait par-dessus une légère compression.

L'écoulement est arrêté.

Mlle de G..., 18 ans. Extraction d'une grosse molaire supérieure gauche le 26 mars dernier au matin. A 4 heures, Mlle de G... revient nous voir à cause d'une hémorrhagie durant depuis une heure. Après avoir lavé la bouche et vidé l'alvéole des caillots, nous le bourrons avec de l'antipyrine sur du coton. Nous mettons pardessus un tortillon de linge et nous faisons l'occlusion ferme des mâchoires à l'aide d'un bandage. L'hémorrhagie est finie.

Autre observation due à l'obligeance de M. le professeur agrégé Zilgien que nous remercions sincèrement.

Le 17 mars, à 3 heures du matin, je fus appelé chez Mme M... qui s'était fait extraire une molaire inférieure, la veille, à 3 heures de

---

1. *Medical News*, 1890.

l'après-midi. Depuis ce moment, l'hémorrhagie n'avait pas cessé. Lorsque je l'examinai, je trouvai au niveau de l'alvéole un énorme caillot, gros comme une noisette, qui n'empêchait nullement le sang de s'écouler dehors. Je fis préparer une solution d'antipyrine dans du perchlorure de fer à 2 p. 10, en imbibai un morceau d'ouate hydrophile que j'introduisis dans l'alvéole et exerçai une compression pendant une minute tout au plus. L'hémorrhagie s'arrêta pour ne plus se reproduire.

C) *Opérations.* — Nous n'avons pas à insister sur les opérations réparatrices nécessitées par une fracture de l'os ou la présence de parcelles alvéolaires dans la cavité. Pour amener l'hémostase, deux opérations ont été faites, la mise à nu de l'artère dentaire et la ligature de la carotide interne.

Nous avons vu plus haut que M. Dent, après avoir échoué avec les différents moyens habituels pour arrêter une hémorrhagie consécutive à l'extraction d'une molaire inférieure, avait mis l'os à nu, l'avait scié et appliqué un tampon de chaque côté sur l'artère dentaire inférieure. L'hémorrhagie n'a fait qu'augmenter d'intensité et le malade est mort. Cet exemple unique n'est pas de nature à encourager et nous doutons qu'un autre opérateur puisse avoir l'idée de recommencer.

Quant à la ligature de l'artère carotide externe, c'est, comme on sait, une opération des plus graves et à laquelle il ne faudra songer qu'après avoir épuisé tous les autres moyens. Nous avons rapporté plus haut l'observation du malade de M. Hémard. C'est le seul exemple, que nous sachions, de réussite de l'opération en pareil cas. Dans les deux autres cas que nous avons mentionnés, l'opération a été suivie de mort. Il est vrai que c'était à l'époque de la chirurgie septique.

Nous nous abstenons d'insister plus longuement sur une opération qui donne 50 p. 100 de mortalité. Il n'y a d'ailleurs pas lieu de décrire ici cette opération.

Traitement général.

Nous désignons sous ce nom, d'une part, les substances médicamenteuses qu'on peut administrer au malade à l'intérieur dans le but d'arrêter l'hémorrhagie, d'autre part l'alimentation qui convient au malade soit pendant, soit après l'hémorrhagie.

Nous devons dire d'abord un mot de la révulsion sur la région hépatique, qui ne constitue pas une médication interne, il est vrai, mais qui agit comme telle et ne peut être considérée comme un traitement local.

Voici, empruntée aux *Mémoires* de Verneuil[1], à qui elle a été communiquée par M. Polaillon, l'observation d'une hémorrhagie consécutive à une extraction dentaire, n'ayant cessé qu'après l'application d'un vésicatoire sur la région du foie.

Jean M..., âgé de 32 ans, exerçant la profession de comptable, entre dans mon service, salle Broca, n° 2, le 3 novembre 1889, pour des hémorrhagies persistantes à la suite de l'extraction de la première grosse molaire supérieure gauche.

La dent a été arrachée le 21 octobre, et le Dr Mauduit, qui m'adresse ce malade, a fait plusieurs tentatives pour arrêter l'écoulement sanguin.

M... est très maigre. Les téguments sont décolorés. Il marche péniblement, toujours sous le coup d'une syncope.

Il n'a jamais eu d'hémorrhagie avant celle qui l'amène à l'hôpital.

---

1. Page 221.

Il a eu, dans le cours de son existence, plusieurs coupures et plusieurs petites plaies, qui n'ont pas saigné de manière à attirer son attention. Il n'est pas hémophile, et il n'y a pas d'hémophiles dans sa famille. Il ne trouve rien dans ses antécédents morbides. Il n'a pas été atteint de paludisme. Il n'est pas alcoolique. Le foie est de volume normal. Il n'y a ni sucre, ni albumine dans l'urine ; à l'examen de la bouche, on voit l'alvéole laissé vide par l'extraction de la dent. En dehors existe une déchirure de la gencive, qui s'étend sous forme d'une fente jusqu'à la dernière molaire. C'est surtout au niveau de cette déchirure, bien plus qu'au niveau de l'alvéole, que se produit une hémorrhagie en nappe, peu abondante, mais continue. On ne constate de fracture ni au maxillaire ni au bord alvéolaire.

Le jour de l'entrée du malade, une cautérisation de l'alvéole est faite avec le thermocautère. L'hémorrhagie s'arrête pendant 36 heures, puis reparaît.

Il faut noter qu'il y a un ptyalisme abondant en même temps que l'écoulement sanguin. Le malade crache un litre de salive dans la journée. Le ptyalisme cesse avec l'hémorrhagie et reparaît avec elle.

L'interne de garde, appelé pendant la nuit, arrête l'hémorrhagie pendant quelques heures, en tamponnant l'alvéole avec un bourdonnet de coton imbibé d'une solution d'antipyrine (eau, 10 ; antipyrine, 10).

Le 5 novembre, je pratique de nouveau avec le thermocautère une cautérisation complète sur tous les points qui saignent. L'hémorrhagie s'arrête pendant quelques jours, puis recommence.

On fait sans succès des injections sous-cutanées d'ergotine.

Enfin, le 13 novembre, l'état du malade devenant très grave par la persistance de la perte sanguine, j'applique sur la plaie de la gencive et sur l'alvéole une petite plaque de pâte de chlorure de zinc, que je fais maintenir en place par un tampon de coton, et je fais placer, d'après la méthode de M. Verneuil, un large vésicatoire sur la région du foie.

A partir de ce moment, l'hémorrhagie cessa pour ne plus revenir.

La pâte au chlorure de zinc produisit une eschare qui mit quinze jours à s'éliminer. La cicatrisation de la petite plaie se fit sans accident.

Le malade, soumis à une alimentation abondante, récupéra ses forces et sortit guéri le 2 décembre.

La révulsion sur le foie ne sera donc pas à négliger le cas échéant, même en l'absence de toute manifestation pouvant indiquer une lésion hépatique.

Pour ce qui est du sulfate de quinine, nous dirons également, en nous rappelant les faits connus, qu'il sera utile d'en administrer le cas échéant, même quand le paludisme ne paraît être en aucune façon responsable de l'hémorrhagie.

L'ergotine en injections sous-cutanées ou en potions ne semble pas être d'une grande efficacité. Nous en dirons autant du perchlorure de fer pris à l'intérieur, ou de l'hamamelis.

Pendant l'hémorrhagie, il conviendra d'alimenter le malade le mieux qu'on pourra, en évitant toutefois les aliments solides, nécessitant pour leur mastication des mouvements de la mâchoire. On donnera du lait, du bouillon, des œufs, des purées, du jus de viande, de l'alcool, des vins généreux. Il pourra être utile de faire respirer de l'oxygène.

Enfin, si le malade est très affaibli et présente des signes d'anémie suraiguë, on se trouvera bien de la transfusion sanguine, ou plus simplement encore, des injections de sérum artificiel.

Conclusions

Les hémorrhagies consécutives à l'extraction des dents dépendent :

1° D'un état général de l'individu : hémophilie, scorbut, infection purpurique, paludisme, ou d'un état viscéral (affections du foie, du rein, du cœur, etc.) ;

2° Des lésions produites par l'avulsion même de la dent : plaies gingivales, fractures alvéolaires, déchirure de l'artère dentaire ; celle de l'artère dentaire inférieure résulte souvent d'une conformation vicieuse du canal dentaire.

La cocaïne appliquée localement dans un but anesthésique paraît favoriser l'écoulement du sang.

Le traitement ne sera appliqué d'une façon efficace que quand on connaîtra la cause ou la source de l'hémorrhagie.

Si elle est due à un état général, la modification de cet état s'impose en même temps que la compression, qui évitera une trop grande perte de sang.

Si, au contraire, l'hémorrhagie est due à une cause locale, on la combattra avantageusement par le tamponnement, la compression, l'application d'agents hémostatiques, surtout l'antipyrine en poudre ou en solution.

La révulsion sur la région hépatique, le sulfate de quinine, donneront dans certains cas de bons résultats.

Enfin l'antisepsie la plus rigoureuse doit présider pendant tout le traitement, car elle seule, en modifiant l'état local, suffit dans quelques cas pour produire l'hémostase.

INDEX BIBLIOGRAPHIQUE

BOURDET. — *Recherches et observations*. 1786. T. II, p. 162.

BUISSERET. — *Hémorrhagies consécutives à l'amygdalotomie et à l'extraction dentaire attribuées à la cocaïne.* (*Revue de laryngologie*, 1891, XI, 686-688.)

Bulletins et Mémoires de la Société de chirurgie. 1879. V, 406-408.

CARDANUS. — *De causis et signis morborum.* 1533.

CHARCOT, BOUCHARD, BRISSAUD. — *Traité de médecine*, 1894. T. II, p. 387.

DELESTRE. — *Des Accidents causés par l'extraction des dents.* Paris, 1870.

DUJARDIN. — *Histoire de la chirurgie.* 1774. T. I.

DUVAL. — *Accidents de l'extraction des dents.* 1802.

FAUCHARD. — *Le Chirurgien dentiste.* 1786. T. II.

GAVOY. — *De l'Hémophilie.* Strasbourg. Thèse. 1861.

GRANDIDIER. — *Die Hemophilie oder die Bluterkrankung.* Leipzig, 1855.

GUÉNARD. — *Des Hémorrhagies alvéolaires à la suite d'extractions de dents.* Thèse. Paris. 1876.

GUÉNARD. — *Contribution au traitement des hémorrhagies consécutives à l'extraction des dents.* (*Journal de méd. de Bordeaux*, 1881-1882, XI, 429-442.)

HARRIS. — *The Principles and practice of dentistry.* Philadelphie, 1874.

HARRIS, AUSTEN et ANDRIEU. — *Traité de l'art du dentiste.* 2e éd. 1884.

HUNTER. — *Traité des dents*, II.

JACCOUD. — *Traité de pathologie interne.* 1871. Page 3.

Jouon. — *Hémorrhagie à la suite de l'extraction d'une dent chez un hémophile.* (*Gazette médicale de Nantes,* 1882.)

Jourdain. — *Maladies de la bouche.* 1778. T. II.

Laforgue. — *L'Art du dentiste.* Paris, 1802. 124, 214.

Lecourtois. — *Le Dentiste observateur.* Paris, 1775.

Léonard Kœker. — *Principles of dental surgery.* 1826. P. 368.

Luigi. — *Contribution à l'histoire de l'hémorrhagie consécutive à l'extraction des dents.* 1876.

Magitot. — *Traité de la carie dentaire.* 1867.

Magitot. — *Mort par hémorrhagie consécutive à l'extraction d'une dent chez un nouveau-né.* (*Gazette des hôpitaux,* 4 et 9 mai 1896.)

Magitot. — Article *Dent* du *Dictionn. encycl.* de Dechambre.

Mémoires et bulletins de l'Académie royale de chirurgie. 1557. T. III, 27, 600.

Moreau-Marmont. — *Des Hémorrhagies consécutives à l'extraction des dents.* (*Archives générales de médecine,* 1873. *Progrès dentaire,* 1883.)

Rose. — *Un Cas de déchirure de l'artère et du nerf dentaire inférieurs à la suite de l'extraction d'une dent.* (*Münchener medic. Wochenschrift,* 31 octobre 1893, n° 44.)

A. Rosenthal. — *Des Altérations secondaires de l'appareil dentaire.* Thèse. Nancy, 1896.

Schutz. — *Die Lehre von der Constitution.* Berlin, 1872.

Stenger. — *Deutsche Vierteljahrschrift für Zahnheilkunde,* 1875, 414.

Tenon. — *Mémoires et observations sur l'anatomie.* Paris, 1816. P. 270.

Toirac. — *Les Hémorrhagies alvéolaires et leur traitement.* (*Gazette des hôpitaux,* 1844, p. 348.)

Tomes. — *Traité de chirurgie dentaire.* Traduit par Darin. Paris, 1873.

Verneuil. — *Mémoires de chirurgie.* Vol. VI. *Blessure des vaisseaux sanguins.* Paris, 1895.

Zuckerkandl. — *Scheff's Handbuch für Zahnheilkunde,* T. I, p. 119-120.

TABLE DES MATIÈRES

	Pages.
Historique	5
Étiologie	13
Anatomie pathologique	43
Symptômes et diagnostic	57
Traitement	64
Conclusions	81
Index bibliographique	83

Nancy, imp. Berger-Levrault et Cie.

www.ingramcontent.com/pod-product-compliance
Ingram Content Group UK Ltd.
Pitfield, Milton Keynes, MK11 3LW, UK
UKHW021221230726
13926UKWH00003B/1163

9 782016 1